LA

RÉACTION D'ABDERHALDEN

TECHNIQUE, RÉSULTATS CLINIQUES

PAR

Le Dʳ Suzanne DEJUST-DEFIOL

PARIS

VIGOT FRÈRES, ÉDITEURS

23, PLACE DE L'ÉCOLE-DE-MÉDECINE, 23

1914

LA

RÉACTION D'ABDERHALDEN

TECHNIQUE, RÉSULTATS CLINIQUES

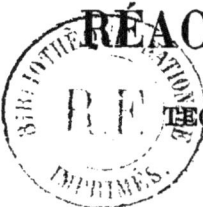

LA

RÉACTION D'ABDERHALDEN

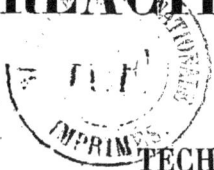

TECHNIQUE, RÉSULTATS CLINIQUES

PAR

Le Dr Suzanne DEJUST-DEFIOL

—•◄►•—

PARIS

VIGOT FRÈRES, ÉDITEURS

23, PLACE DE L'ÉCOLE-DE-MÉDECINE, 23

—

1914

LA
RÉACTION D'ABDERHALDEN

TECHNIQUE, RÉSULTATS CLINIQUES

INTRODUCTION

En France peu de chercheurs encore semblent s'être intéressés à la séro-réaction d'Abderhalden ; aussi doit-on être reconnaissant au Dr Leroy qui a fait les efforts les plus soutenus et les plus désintéressés pour la faire connaître au public médical français.

En Allemagne, au contraire, où plus de trois cent cinquante auteurs ont déjà communiqué les résultats obtenus, une énorme floraison d'expériences a vu le jour, mais elles sont éparses dans des revues médicales qu'il est souvent difficile de se procurer.

Il n'existe notamment pas un ouvrage de langue française où se trouvent les détails indispensables de la technique de la réaction.

Il nous a semblé qu'il serait utile de réunir tous ces faits épars, de les classer, de les résumer plus ou moins longuement suivant leur importance.

1

Pour la description de la technique, nous avons suivi presque littéralement Abderhalden lui-même (Abwehrfermente des tierischen Organismus), en laissant de côté la méthode polarimétrique dont l'emploi semble réservé aux laboratoires spécialement outillés.

Pour classer notre bibliographie, nous avons également adopté l'ordre de l'auteur allemand. Son ouvrage renferme des références très complètes que nous avons cru devoir reproduire en y adjoignant l'indication des travaux que nous avons relevés nous-même.

Nous avons réuni un ensemble de documents que nous nous sommes efforcés d'ordonner, heureux si nous avons pu faciliter de la sorte la tâche de ceux qui emploieront la technique d'Abderhalden, et ils seront nombreux.

PRINCIPE DE LA RÉACTION

Nous ne pouvons définir les ferments de défense d'Abderhalden, autrement qu'en indiquant leur mode d'obtention et leur action.

Les processus de digestion, a dit Abderhalden, sont des processus universels dans l'organisme, et infiniment plus répandus qu'on ne l'a cru.

Les premières diastases connues ont été, sans doute, des liquides de sécrétion, des liquides extra-cellulaires, car ce sont les plus faciles à étudier parce que plus faciles à obtenir en grande quantité, très actifs, et parce que leur action, facile à reproduire *in vitro*, est la première qui tombe sous nos sens.

Mais ce pouvoir fermentaire n'est pas l'apanage exclusif de certains groupes cellulaires. Toutes les cellules le partagent à un degré plus ou moins élevé, même les globules sanguins.

Et depuis quelques années, de nombreux faits expérimentaux confirment cette manière de voir.

Le phénomène est plus général que l'organisme humain. En même temps qu'on imagine de nouvelles techniques, on découvre de nouvelles sources de diastases intra-cellulaires.

On a mis en évidence de la zymase dans la levure de bière, soit par broyage et expression comme Buchner, soit par putréfaction comme Lebedeff.

Par des autolyses aseptiques ménagées, bien conduites, on peut mettre en évidence des produits de réaction fermentaires intra-cellulaires ; enfin, ce que nous savons actuellement sur la réversibilité des phénomènes diastasiques, particulièrement grâce aux travaux de Bourquelot, nous permet de comprendre que des variations dans les circonstances permettent d'inverser le sens de la réaction et de remplacer par des phénomènes de synthèse les processus de décomposition.

Remarquons d'ailleurs qu'en pareille matière les expériences négatives ont bien rarement une signification. De ce qu'on ne peut, dans un cas déterminé, mettre en évidence une action fermentaire, ceci ne signifie qu'une chose ; c'est que la technique employée ne donne pas de résultat, et non point qu'on ne pourrait en obtenir par une autre plus appropriée ou plus délicate. Il n'existe pas ici de méthode analytique dichotomique, comme il en existe pour la recherche des métaux en chimie minérale.

Dans le sérum normal de l'homme, on n'a pas pu mettre en évidence de ferments capables de dédoubler les peptones et les polypeptides. Chez le cobaye, il en est autrement ; le sérum de cet animal jouit de la propriété de décomposer les polypeptides indécomposables par les sérums d'autres animaux.

N'existe-t-il pas une manière de faire acquérir au sang d'autres animaux cette propriété ?

Abderhalden a réussi en injectant dans la cavité abdominale de chiens et de lapins des albumines étrangères (ovalbumine, sérum albumine de bœuf).

Il a constaté que le sérum des animaux ainsi injectés avait acquis la propriété de décomposer les mêmes albumines que celles qui lui avaient été injectées.

Comment Abderhalden a-t-il constaté cette décomposition ? De la même manière que l'on constate, au polarimètre, la décomposition du saccharose par hydrolyse acide en un molécule de glucose et un de lévulose. Dans un mélange, le pouvoir rotatoire est égal à la somme des pouvoirs rotatoires des différents composants. Dans le cas simple du saccharose, on peut en prenant le pouvoir rotatoire avant et après une hydrolyse partielle connaître la quantité de glucose et de lévulose formés.

Il en est de même avec la décomposition des albuminoïdes bien que le phénomène soit infiniment plus compliqué, puisque au lieu qu'il se forme seulement parties égales de deux corps définis dont nous connaissons bien le pouvoir rotatoire, il prend naissance, dans ces expériences, un grand nombre de corps complexes dont nous ignorons les proportions et le pouvoir rotatoire.

Nous ne pouvons que constater s'il y a ou non une variation dans le pouvoir rotatoire, sans pouvoir en tirer des déductions qualitatives ou quantitatives. C'est pourquoi les objections faites par Evler (juin 1913) à la technique que nous allons exposer témoignent ainsi que le fait remarquer Abderhalden « d'idées un peu simplistes au sujet de la constitution des molécules albuminoïdes ».

Voici les grandes lignes de la technique suivie par Abderhalden.

Il prend du sang d'un animal auquel il a injecté antérieurement une albumine ou une peptone. Il le laisse coaguler ou bien le traite par l'oxalate d'ammoniaque et centrifuge. Il ajoute à ce sérum une solution de ce même albuminoïde qu'il a injecté à l'animal. Il remplit de ce mélange un tube polarimétrique qu'il porte dans le polarimètre. Un dispositif spécial permet de maintenir la température du tube polarimétrique constante à 37°.

On observe s'il y a une rotation, et sa grandeur.

Puis on suit la marche du phénomène en notant toutes deux heures par exemple, la rotation observée.

Une variation notable indique une décomposition de l'albuminoïde sous l'influence d'un ferment contenu dans le sérum.

Naturellement, on fait une expérience témoin, avec la même peptone et le sérum d'un animal neuf. Dans ce cas, il n'y a pas de variation du pouvoir rotatoire.

Les expériences primitives d'Abderhalden ont porté sur de nombreux produits : ovalbumine, sérum de bœuf, de cheval, peptone de soie, peptone de gélatine, d'édestine et de caséine et aussi sur de l'édestine et de la caséine elles-mêmes.

Le résultat fut toujours identique. Il y eut toujours obtention d'un sérum doué d'un pouvoir de décomposition, avec variation subséquente du pouvoir rotatoire.

Si le sérum a été chauffé à 60°, il est inactivé.

Si au lieu d'une albumine naturelle, on injecte une albumine iodée, le sérum n'acquiert plus de pouvoir fermentaire.

Abderhalden a fait une autre constatation très importante. Si à un animal d'une espèce A, on injecte le sang d'un animal d'une même espèce A, le sang du premier animal n'acquiert aucune propriété fermentaire.

Mais si on injecte à ce même animal d'espèce A, le sang d'un animal d'une espèce B, le sérum de cet animal acquiert des propriétés actives vis-à-vis des albuminoïdes du sérum des animaux de l'espèce B.

Ce fait mérite une place importante dans l'histoire des spécificités humorales.

Le temps qui s'écoule entre l'injection et l'apparition du pouvoir fermentaire dans le sérum varie entre un quart d'heure (injection de saccharose intra-veineuse) et trois à quatre jours (injection sous-cutanée d'albuminoïdes).

Dans certains cas ce pouvoir a persisté pendant trois semaines.

On pouvait se demander si le sérum des animaux traités était uniquement actif vis-à-vis des albuminoïdes, ou si le phénomène était plus général et s'étendait aux graisses et aux hydrates de carbone.

L'expérience a montré qu'un animal injecté avec des protéines et certaines peptones donne un sérum uniquement actif vis-à-vis des protéines et peptones et de leurs familles. Les hydrates de carbone ni les graisses ne sont modifiés.

Réciproquement, un animal injecté avec une graisse ou d'un hydrate de carbone ne fournit un sérum actif que vis-à-vis des corps qui lui furent injectés.

L'emploi du polarimètre modifié pour permettre de maintenir la température constante exige l'emploi d'un appareil spécial d'un prix élevé et d'un maniement délicat.

Abderhalden eut l'idée d'employer une autre technique pour mettre en évidence la dislocation de la molécule albuminoïde sous l'influence du ferment.

On sait que, semblablement à l'osmose gazeuse, la dialyse à travers une mince paroi se fait d'autant plus vite que les molécules qui dialysent sont plus petites. Autrement dit, dans un même temps, à travers un même dialyseur il passera d'autant plus de molécules qu'elles seront plus petites.

Etant donné un mélange de molécules grosses et petites, en choisissant bien son dialyseur, on peut obtenir qu'il passe une forte proportion des petites molécules et aucune des grosses.

Abderhalden a réussi à faire préparer des dialyseurs tels qu'ils ne laissent pas passer les molécules albuminoïdes (grosses) du sérum, et laissent passer les molécules de polypeptides (petites) qui se forment lorsqu'un ferment agit sur ces albuminoïdes.

On comprend donc en quoi consiste le principe de sa méthode : mettre dans un dialyseur approprié le sérum présumé, contenir un ferment actif vis-à-vis d'un albuminoïde, et une petite quantité de cet albuminoïde.

On place le dialyseur dans de l'eau distillée. Si au

bout d'un certain temps il est passé dans cette eau dis-tillée des produits donnant les réactions colorées des peptones et des acides aminés, c'est qu'il y a dans le sérum un ferment capable de décomposer les grosses molécules d'albumine en molécules beaucoup plus pe-tites, assez petites pour passer à travers le dialyseur.

(Nous indiquerons plus loin les détails de la tech-nique décrite minutieusement par Abderhalden.)

On pourrait être tenté d'utiliser l'intensité de la réac-tion colorée pour en tirer des indications quantitatives sur l'abondance du ferment. De pareilles interprétations ne sont pas licites, ainsi que l'a d'ailleurs signalé Ab-derhalden, parce que nous ignorons la proportion res-pective de polypeptides formés, laquelle est probable-ment très variable, et que chaque polypeptide ou acide animé formé donne naissance sous l'influence du réactif employé à une coloration qui lui est spéciale, la réac-tion colorée totale, la seule que l'on constate, n'étant que la somme de toutes ces colorations particulières.

Pour la même raison on ne peut déterminer le seuil de sensibilité de la réaction.

Nous avons vu plus haut que tous les albuminoïdes étrangers exogènes injectés par Abderhalden avaient produit un anti-ferment. Mais on peut rencontrer dans le sang des produits qui lui soient étrangers, bien qu'ayant été formés par l'organisme lui-même.

Pendant la gestation on trouve dans le sang mater-nel des villosités provenant des franges du chorion. Le fait est déjà assez anciennement connu. Au début on l'avait supposé pathologique mais bien vite on a reconnu qu'il était normal.

Abderhalden eut l'idée de considérer ces franges comme des albuminoïdes étrangers à l'organisme maternel, et de rechercher si elles ne provoquaient pas un anti-ferment.

L'expérience a été positive. La « Réaction d'Abderhalden » était trouvée.

Naturellement s'en suivirent toutes les expériences où ce moyen de diagnostic fut étendu à d'autres états que la grossesse: au cancer, aux maladies des glandes à sécrétion interne, aux maladies nerveuses.

Mais ce qui semble assez curieux pour que nous le notions immédiatement, c'est qu'il est à présent prouvé, par des travaux récents, que les villosités choriales ne jouent pas de rôle dans la question. La réaction peut s'obtenir avec du placenta de jument, placenta dépourvu de villosités choriales.

Un nombre énorme de chercheurs, notre bibliographie en fait foi, se sont adonnés à l'emploi de cette méthode pour le diagnostic des maladies les plus diverses. Outre leur intérêt pratique, ces travaux sont d'une importance théorique considérable.

S'il est définitivement prouvé que le sérum d'un sujet n'acquiert de propriétés fermentaires que vis-à-vis de l'organe lésé, en mauvais état fonctionnel, cause de la maladie, on conçoit l'importance diagnostique considérable de l'étude systématique des réactions sériques sur les organes les plus variés.

Maintenant que nous avons brièvement indiqué le principe de la réaction d'Abderhalden et les voies par lesquelles l'auteur y a été conduit, nous allons entrer dans les détails de la technique, puis nous passerons en revue les travaux des différents chercheurs qui, dans ces derniers mois, ont étudié cette réaction dans les divers états pathologiques.

TECHNIQUE ET RÉSULTATS CLINIQUES
DE LA RÉACTION D'ABDERHALDEN

I. — Préparation du matériel

Dialyseurs. — Abderhalden indique que la maison Schleicher et Schüll vend des dialyseurs et que la maison Schœps, à Halle, en livre de tout éprouvés. Mais il est bon d'essayer ces filtres soi-même. Ils doivent être imperméables à l'albumine et perméables à ses produits de dégradation.

Epreuve de l'imperméabilité à l'albumine :

On emploie soit de l'albumine d'œuf diluée (5 cmc. de la partie liquide d'un blanc d'œuf frais amenée à 100 cmc. avec de l'eau), soit du sérum sanguin (1).

Pour se servir des dialyseurs, on les ramollit par un

1. Nous avons signalé à la Société de Biologie (21 mars 1914) que des filtres reconnus imperméables à la solution d'albumine avaient fournis des résultats corrects au cours de 4 expériences, mais que lors d'une 5ᵉ recherche ces filtres se sont montrés perméables vis-à-vis de la sérum albumine de la femme.

Ces filtres éprouvés à nouveau avec la solution d'albumine d'œuf n'ont laissé dialyser aucun produit donnant le biuret.

Il nous semble donc légitime de proscrire la solution d'albumine d'œuf pour vérifier l'imperméabilité des filtres.

Lange a confirmé cette constatation.

séjour d'une heure dans l'eau froide. On les place ensuite dans un petit Erlenmeyer dont le col est d'un
diamètre à peine supérieur à celui du dialyseur.

On place alors dans le dialyseur 2 cmc. 5 de solution
d'albumine, mesurés à la pipette. Pour laisser s'écouler
la solution on entre profondément la pointe de la pipette
dans le dialyseur. On doit éviter avec soin que la face
externe du dialyseur soit touchée par la solution d'albumine, sans quoi le liquide extérieur donnerait spontanément la réaction du biuret. Puis on ferme l'extrémité
supérieure du filtre en le serrant entre le pouce et l'index
et on le lave sous un courant d'eau. On reprend ensuite
ce dialyseur de la même façon mais en le serrant cette
fois par son milieu. On lave ainsi la partie supérieure
du dialyseur qui est au-dessus du liquide de dialyse et
qui n'est pas protégée par le toluène. Enfin, serrant
toujours le dialyseur avec les doigts, on chasse l'eau
par la partie supérieure.

Cette manipulation a pour but d'enlever toute trace
d'albumine, laquelle accidentellement pourrait souiller la
partie supérieure du dialyseur, s'y dessécher et tomber
ultérieurement dans le dialysat.

Il importe de ne pas laisser pénétrer d'eau dans le
contenu du dialyseur et d'avoir les mains extrêmement
propres. On peut employer des pinces larges à bords
parallèles.

On replace alors les dialyseurs dans les Erlenmeyer
remplis de 20 centimètres cubes d'eau distillée stérilisée. On recouvre l'eau distillée et le contenu du dialyseur d'une couche de toluène de 1/2 centimètre de haut.

Il ne faut jamais remplir les dialyseurs lorsqu'ils sont déjà dans les Erlenmeyer (1), une goutte de liquide pourrait tomber de la pipette et souiller ainsi le dialysat.

Chaque Erlenmeyer est fermé avec un verre de montre, soigneusement numéroté et porté à l'étuve. On peut également laisser les vases à la température ordinaire, mais ce procédé semble moins favorable.

On abandonne les Erlenmeyer à l'étuve pendant seize heures. Le temps ne joue d'ailleurs aucun rôle dans cette épreuve. Au bout de seize heures, on prélève avec une pipette 10 centimètres cubes du dialysat. On a soin de fermer l'extrémité supérieure de la pipette avec l'index tant que la pointe n'a pas traversé la couche de toluène : on doit changer de pipette à chaque dialysat, et veiller surtout à ce que les pipettes soient rigoureusement propres.

On verse ces 10 centimètres cubes dans un tube à essai et on ajoute environ 2 cmc. 5 de solution de soude à 33 °/₀. On mélange en agitant le tube à essai, et non pas en le secouant après l'avoir fermé avec le pouce, procédé qui pourrait introduire des impuretés.

L'addition de la soude trouble souvent le dialysat. Ce phénomène n'influe pas sur la réaction.

Enfin sur le liquide ainsi obtenu on effectue la réaction

---

1. Contrairement à ce qu'indique Mᴸˡᵉ Sabin dans un article de la *Presse médicale* (13 déc. 1913), Abderhalden dit : Niemals darf das Beschicken der Dialysierhüsen in den Kölbchen geschehen, in denen man die Dialyse vornehmen will. (Abwerfermente... 3ᵉ édition, p. 146, première ligne et suivantes.)

du biuret, en ajoutant goutte à goutte une solution de sulfate de cuivre à 1/500 (1).

On pourrait penser employer la réaction de la ninhydrine (nom commercial de l'hydrate de tricetohydrindène), mais elle n'est pas particulièrement sensible pour l'albumine. La ninhydrine réagit, en effet, en donnant une coloration violette, sur les combinaisons qui ont un groupe aminé en position et par rapport au carboxyle.

La grosse molécule d'albumine ne renferme pas beaucoup de groupes libres aminés et carboxyles, mais ces groupements sont mis en liberté lors de la décomposition de cette molécule.

Epreuve de la perméabilité des dialyseurs aux produits de décomposition de l'albumine

Les dialyseurs reconnus imperméables à l'albumine sont vidés et lavés. On les place, par exemple, sur un tamis sous un courant d'eau pendant une demi-heure. Pour plus de sûreté on peut les plonger dans de l'eau bouillante, un quart de minute tout au plus. L'eau bouillante présente l'inconvénient de rendre facilement les filtres trop denses.

On place alors dans les dialyseurs 1 centimètre cube d'une solution à 1 °/₀ de peptone de soie (on en trouve en vente, en France, sous le nom de séricine ou Seiden-

1. Rappelons que la coloration du Biuret est violette, et non pas verte, comme le dit M¹¹ᵉ Sabin (loco citato).

peptone de Hœchst).Lange conseille d'employer des solutions moins concentrées. On lave extérieurement les filtres à l'eau distillée et les place dans les Erlenmeyer remplis de 20 centimètres cubes d'eau distillée. Comme précédemment on recouvre de toluène et on porte à l'étuve.

Après seize heures, on recherche dans le dialysat la réaction à la ninhydrine.

La sueur et les cellules épidermiques donnant fortement la réaction avec la ninhydrine, il ne faut pas toucher le dialyseur avec les mains, mais utiliser des pinces flambées. Tout le matériel doit être absolument propre et sec.

On doit disposer d'autant de pipettes que d'essais à faire. Il faut prêter une grande attention au moment où la pointe de la pipette traverse la couche de toluène, la présence du toluène pouvant troubler la réaction.

On ajoute à 10 centimètres cubes du dialysat 0 cmc. 2 de solution aqueuse à 1 % de ninhydrine. La solution de ninhydrine est mesurée avec une pipette étroite de 1 centimètre cube graduée en dixièmes.

Après avoir versé dans le tube à essai 0 cmc. 2 de ninhydrine, on ajoute la « baguette à bouillir ». Celle-ci est absolument indispensable : elle régularise l'ébullition et permet ainsi d'obtenir des réactions colorées comparables.

1. Pour dissoudre rapidement la ninhydrine, il faut un peu chauffer. Le mieux est de mettre à l'étuve.

Les solutions ne sont pas d'une conservation indéfinie. On peut les garder dans des flacons bruns, mais en n'en préparant que 10 centimètres cubes à la fois, on aura utilisé cette quantité avant qu'elle se soit décomposée.

Les baguettes à bouillir du commerce sont des petits morceaux de bois, un peu moins gros qu'un crayon. Elles ont environ 10 centimètres de long. On les fait bouillir dans de l'eau distillée, on les sèche à 60-70° et les conserve dans un vase fermé.

Ces baguettes ne doivent pas être conservées à l'humidité. On ne les touche jamais avec les mains mais avec des pinces.

La manière de conduire l'ébullition est également de première importance. On doit chauffer fortement en évitant toute projection de liquide ou une évaporation irrégulière.

On porte dans la pleine flamme d'un brûleur de Bunsen, on note le dégagement des premières bulles sur la paroi du tube à essai, et on chauffe exactement une minute à partir de ce moment.

Au bout de dix à quinze secondes l'ébullition devient vive, on porte le tube sur le bord de la flamme et on la règle à la moitié de sa hauteur. La régularité des résultats dépend de la régularité du chauffage.

On chauffe tous les tubes et on s'assure qu'il y a la même hauteur de liquide dans chacun. (On peut utiliser des tubes jaugés à 10 cmc.)

On attend ensuite une demi-heure et on compare l'intensité des réactions obtenues.

On note l'intensité obtenue pour chaque dialyseur, fait qui sera important à connaître, dans la suite, pour permettre de comparer entre eux les résultats ultérieurs.

On rejette les dialyseurs ayant fourni des colorations trop fortes ou trop faibles.

Les filtres reconnus perméables sont lavés, plongés trente secondes dans l'eau bouillante, et placés dans un flacon stérilisé. On ajoute de l'eau stérilisée pure, puis une égale quantité de toluène. Le flacon doit toujours être plein de liquide.

Les dialyseurs sont maintenant tout prêts à être utilisés. Ils seront saisis avec une pince stérilisée et il vaut mieux ne jamais les toucher avec les doigts.

Préparation du substratum (organe)

On emploie soit une albumine, soit un mélange d'albumine tel qu'un organe.

Nous prendrons comme exemple la préparation du placenta. Les autres organes devant être préparés de la même façon :

Les organes très riches en matières grasses et lipoïdes sont au préalable épuisés au Soxhlet avec du tétrachlorure de carbone (par exemple, les bacilles tuberculeux).

On pourra toujours se procurer du placenta frais.

Les autres organes seront prélevés sur le cadavre le plus tôt possible, de préférence sur des cadavres d'accidentés, car, après une longue agonie, les organes sont inemployables. Le choix des organes est très important; il faut s'assurer qu'ils n'ont point subi de modifications pathologiques.

Les organes doivent être absolument débarrassés de toute trace de sang. Cette opération est plus ou moins facile : le placenta, les poumons peuvent être assez rapidement débarrassés du sang ; le foie, le rein, l'uvée surtout offrent beaucoup plus de difficulté.

Le placenta frais, encore chaud, abandonne mécaniquement ses caillots sans grandes difficultés. On a soin également d'enlever les débris de membranes et de cordon. Lampé indique qu'une technique recommandable pour nettoyer de sang le placenta consiste à le laver en enfilant une canule dans les veines ombilicales.

On divise le placenta en fragments de la dimension d'une pièce d'un franc. On le triture dans un jet d'eau courante. La meilleure technique consiste à placer les fragments sur un tamis, sous un courant d'eau. On exprime chaque fragment à la main, Lange a conseillé plus récemment d'éliminer le sang en lavant le placenta avec de l'eau physiologique et de ne pas triturer trop longtemps du mortier parce qu'on perd ainsi beaucoup de la partie spécifique du tissu. Pour diminuer cette perte il conseille de recueillir par filtration de l'eau de lavage les particules de tissu entraînées.

De temps en temps ou enveloppe les fragments du placenta dans un linge, et on les presse fortement. Le lavage de ces fragments ne doit jamais être interrompu.

On rejette les fragments contenant du sang caillé difficile à enlever.

Finalement les morceaux sont triturés dans un mortier avec un pilon. On rejette alors les fragments de tissu conjonctif.

A ce moment on obtient un tissu « blanc comme la neige ».

Suivant la nature du tissu cette manipulation dure de une heure à trois heures.

Un autre procédé consiste à laisser l'organe deux à six heures à la glacière, après l'avoir saupoudré de gros sel. Au bout de ce temps on lave l'organe.

On ne peut recommander le procédé consistant à décolorer l'organe par l'eau oxygénée. Le sang décoloré devient difficilement visible, partant on risque de ne pas en nettoyer complètement l'organe.

Pour plus de sûreté, on peut vérifier au moyen du spectroscope qu'il ne reste plus de sang.

On fait ensuite bouillir les fragments d'organe « blancs comme neige » dans un vase d'émail contenant 100 fois le poids du tissu d'eau distillée. Abderhalden recommande d'ajouter 5 gouttes d'acide acétique par litre d'eau. On fait bouillir pendant dix minutes, on verse le contenu du vase sur un tamis et on lave le tissu pendant cinq minutes avec de l'eau distillée.

On recommence alors le chauffage avec une nouvelle quantité d'eau à laquelle, cette fois, on n'ajoute pas d'acide acétique.

On recommence 6 fois cette série d'opérations.

Si l'on est obligé d'interrompre le chauffage, il ne faut pas négliger de placer une forte quantité de toluène sur l'eau contenant le tissu.

Par centrifugation on débarrasse enfin l'organe de son eau de cuisson. Cette opération est indispensable lorsqu'on traite des cultures bactériennes.

Après la sixième ébullition on reprend le tissu par cinq fois seulement son volume d'eau ; moins il y aura d'eau, plus sera sensible, en effet, la réaction à la ninhydrine portant sur un liquide concentré.

Au bout de cinq minutes d'ébullition, on filtre sur un filtre durci. A 5 centimètres cubes du filtrat on ajoute au moins 1 centimètre cube de la solution de ninhydrine à 1 °/₀ et on chauffe pendant une minute, comme nous l'avons indiqué plus haut.

Si après une demi-heure il ne s'est pas produit la plus légère coloration violette, l'organe a été bien préparé.

Nous avons vu déjà que le foie, la rate et le rein, n'arrivent jamais à être « blancs comme neige ».

Avant d'utiliser un organe, on place chaque fragment sur une plaque de verre ou sur une feuille de papier blanc. Si on remarque alors sur les fragments quelques points bruns, quelques traces persistantes de sang, on rejette ces fragments.

On place ensuite les fragments utilisables dans un flacon stérilisé, bouché à l'émeri.

Les organes peuvent se conserver ainsi indéfinitivement. On recommande de placer le flacon dans la glacière.

Les organes très consistants ou ceux que l'ébullition rend compacts réclament une technique particulière.

Les carcinomes, les myomes par exemple, bien que « blancs comme neige », peuvent cependant contenir encore du sang à leur intérieur. Il faut, pour éviter cette cause d'erreur, les hacher en morceaux très fins.

Il est d'autres causes d'erreurs que la présence du sang dans le placenta. Certains placentas sont décomposés par le sérum de malades atteintes de carcinomes ou d'autres affections.

Leur emploi entraînerait des résultats erronés.

Le placenta ne doit être employé que s'il n'est pas

décomposable par le sérum de malades atteints de carcinome, de salpingite, de tuberculose.

De même le tissu carcinomateux bien préparé ne doit pas être décomposé par du sérum de femme gravide.

Abderhalden recommande enfin, par-dessus tout, d'éprouver les organes vis-à-vis des ferments susceptibles de décomposer les globules rouges. Le sérum d'un sujet en proie à une hémorragie est un matériel très favorable pour cette épreuve.

Un autre procédé pour obtenir un sérum approprié à cette épreuve consiste à injecter à un animal du sang étranger et à examiner ensuite la réaction du sérum de l'animal sur l'organe à éprouver.

Cette épreuve est indispensable, car il faut être tout à fait certain que ce sont les protéines de l'organe qui seront décomposées et non pas celles du sang qui aurait pu y demeurer à la suite d'un nettoyage incomplet.

Le sérum provenant d'animaux porteurs d'hématomes réagit positivement sur les organes qui contiennent encore du sang et négativement sur les organes qui en sont complètement débarrassés.

Le placenta de la femme peut être remplacé par certains placentas d'animaux (voir plus loin Schlumpert et Issel ; v. Hippel et Inschs — S. Dejust-Defiol).

Obtention du sérum

Le sérum doit être aussi pauvre que possible en substances dialysables réagissant avec la ninhydrine.

On recueille le sang du sujet à jeun. Car dans les cas où le métabolisme est animé et aussi dans des maladies comme le carcinome, dans la résorption des exsudats et des transsudats, le sang contient toujours une grande proportion de ces substances dialysables.

On prélève le sang avec une aiguille absolument sèche et on le recueille dans un tube à essai ou mieux dans un Erlenmeyer. On laisse le sérum se séparer. On laisse le sang à la température ordinaire, il ne faut le placer ni à la glacière (1) par crainte de l'hémolyse, ni à l'étuve, par crainte de l'autolyse des éléments figurés. Au bout de cinq ou six heures on décante le sérum et on le centrifuge.

Le sérum ne doit renfermer ni hémoglobine, ni éléments figurés. Un sérum clair peut encore renfermer des billions de globules rouges.

On doit donc centrifuger, avec un centrifugeur électrique, jusqu'à ce qu'on ne puisse plus retrouver de globules rouges au fond ou sur les parois du tube.

Après chaque centrifugation on transvase le sang avec une pipette dans un autre tube à centrifuger.

On prélève 1 cmc. 5 du sérum pour le contrôler et on fait la recherche de l'action du sérum sur le placenta avec le reste ; 15 à 20 centimètres cubes de sang suffisent.

Quand on veut expédier du sérum, on le centrifuge au préalable et on le centrifuge de nouveau avant de s'en servir. Le sérum ne doit pas avoir plus de douze heures. Il doit être recueilli et manipulé aseptiquement.

1. Ainsi que le dit Mlle Sabin dans le numéro du 13 décembre 1912 de la *Presse médicale*.

Conduite d'une recherche

1) La plus rigoureuse propreté est nécessaire. Tout le matériel doit être méticuleusement propre et sec.

2) On doit utiliser exclusivement de l'eau distillée et stérilisée.

3) Il faut travailler en milieu aseptique et antiseptique.

4) Dans le laboratoire où ont lieu ces recherches, il faut éviter de faire en même temps de la chimie et surtout de la bactériologie. Une étuve spéciale doit être réservée aux Erlenmeyer.

5) Avant de commencer une série d'expérience on doit vérifier le bon état de tout le matériel et s'assurer un éclairage convenable. On ne peut opérer à la lumière artificielle.

6) Les soins nécessités par les manipulations sont tels qu'on ne peut mener de front plus de 5 à 6 recherches.

7) Avant toute expérience il est nécessaire de connaître parfaitement la technique et la théorie sur laquelle elle repose. Beaucoup de résultats inexplicables, sont imputables à de mauvaises manipulations.

L'organe doit être essayé immédiatement avant chaque recherche, ceci est une règle dont il ne faut jamais se départir.

Pour essayer l'organe, il faut commencer par le dilacérer en petits morceaux avant de le faire bouillir. Ce serait une grosse faute que de le dilacérer seulement après l'ébullition. Un fragment peut en effet toujours renfermer des produits réagissant à la ninhydrine, et que le liquide dans lequel on l'a fait bouillir tout entier ne donne pas la réaction à la ninhydrine parce que ces produits contenus à l'intérieur des fragments ne sont pas passés en solution.

Dans un tube à essai on porte le fragment à l'ébullition pendant cinq minutes, dans cinq fois son poids d'eau, on filtre le liquide sur un filtre durci, le filtrat ne doit pas donner la réaction à la ninhydrine.

Au cas où le filtrat donne une coloration violette avec la ninhydrine, on recommence une nouvelle ébullition de l'organe avec 5 fois son poids d'eau.

On met dans chaque dialyseur environ un demi-gramme d'organe soigneusement essuyé dans du papier buvard. Il ne faut jamais le toucher avec les mains. Puis on ajoute dans le dialyseur 1 cmc. 5 de sérum.

On fait une expérience de contrôle en plaçant dans un dialyseur vide 1 cmc. 5 de sérum.

On lave les dialyseurs comme il a été dit ci-dessus et on les place dans les Erlenmeyer avec 20 centimètres cubes d'eau distillée stérilisée. On recouvre le tout d'une forte couche de toluène.

A ce moment deux causes d'erreur sont à éviter :

a) L'introduction d'eau dans le dialyseur qui pourrait diluer le dialysat et atténuer sa coloration par le ninhydrine.

b) Si on met dans l'Erlenmeyer trop d'eau et de toluène avant d'y placer le dialyseur, l'introduction du dialyseur fait monter ce liquide jusqu'au niveau du col de l'Erlenmeyer, d'où contact par capillarité entre le contenu du dialyseur et le liquide extérieur.

Nous savons qu'on porte alors les Erlenmeyer dans l'étuve réglée à 37° pendant seize heures. Au bout de ce temps il doit rester encore une couche protectrice importante de toluène.

On retire les dialyseurs et les dispose dans d'autres Erlenmeyer vides.

On prélève 10 centimètres cubes du dialysat, en prenant les précautions antérieurement indiquées et on effectue la réaction à la ninhydrine dans les conditions énoncées plus haut.

L'ébullition des tubes pouvant ne pas être rigoureusement égale, Abderhalden dit qu'on a eu quelquefois recours au chauffage au bain-marie, pour éviter cet inconvénient; il semble qu'on doive alors chauffer pendant deux ou trois minutes, mais les expériences réalisées dans ces conditions ne sont pas encore assez nombreuses pour qu'on puisse être affirmatif sur le temps exact de chauffage nécessité par ce procédé.

Les tubes à essai utilisés doivent toujours être identiques entre eux.

Si la réaction est trop faible, on peut ajouter encore 0 gr. 2 de ninhydrine et faire bouillir à nouveau pendant une minute.

Plusieurs cas peuvent se présenter :

1° Dialysat du sérum = négatif.

Dyalisat du sérum + organe = négatif également.

Si on opère avec du placenta, il faut simplement en conclure que l'organisme qui a fourni le sérum n'est pas en rapport avec un placenta (femelle non gravide).

2° Dialysat du sérum seul = négatif.

Dialysat du sérum + organe = positif.

On en conclut (dans le cas où l'organe essayé a été le placenta) l'état de grossesse de l'organisme qui a fourni le sérum ou plus exactement le rapport de cet organisme avec un placenta.

3°) Dialysat du sérum seul = positif.

Si le dialysat d'organe + sérum donne également une réaction positive et que cette réaction soit plus forte que celle du sérum seul on peut considérer le cas comme positif.

Si la différence n'existe pas ou est faible, il faut répéter l'expérience et en employant seulement 1 centimètre cube de sérum.

Il ne faut pas faire la lecture des résultats alors que les tubes sont dans leurs porte-tubes, mais bien les regarder à la lumière sur un fond de papier blanc.

On peut avoir quelques difficultés à interpréter les colorations rougeâtres ou jaunâtres. Il faut alors exécuter dans un autre tube une réaction nettement positive avec de la ninhydrine et diluer le liquide violet ainsi obtenu jusqu'à ce qu'on ait obtenu une coloration d'intensité égale à celle du tube douteux auquel on la compare alors.

La réaction du biuret est employable par ceux qui sont capables de l'apprécier quand elle est faible, mais il est préférable d'employer la ninhydrine.

Causes d'erreurs

Abderhalden signale un certain nombre de causes d'erreur. Aucune n'est en somme bien particulière à la méthode et ses recommandations peuvent s'appliquer à la plupart des recherches biologiques de ce genre. Néanmoins les détails dans lesquels entre l'auteur à ce propos montrent bien que cette réaction est délicate à exécuter, ou tout au moins méticuleuse.

Il faut prêter attention à ce que la température de l'étuve soit égale en tous les points, et corresponde bien au chiffre du thermomètre (éviter les erreurs dues au rayonnement, à la conductibilité, etc.).

Dans tout le cours des manipulations, il faut éviter les vapeurs acides ou alcalines. Cette prescription doit d'ailleurs être toujours présente à l'esprit de ceux qui manipulent les produits à propriétés diastasiques. On sait l'influence de l'acidité du milieu sur les diverses diastases. Des traces d'acides ou d'alcalis, souvent indécelables par les réactifs colorés suffisent à arrêter complètement une réaction, ou tout au moins à la ralentir dans des proportions qui, pratiquement, équivalent à un empêchement total.

Dans le cas qui nous occupe, il faudra donc opérer dans une atmosphère qui soit pure, et ce n'est souvent pas le cas de beaucoup de laboratoires, particulièrement de laboratoires d'hôpitaux où dans une même salle sont poursuivis concurremment des recherches chimiques et des recherches physiologiques.

Il faut avoir soin d'employer de la verrerie bien sèche. Toute humidité dans la verrerie graduée amène une erreur dans les mesures de volume.

De plus, dans des recherches comme celles-ci, basées sur le pouvoir sélecteur d'un dialyseur, toute addition d'eau change l'équilibre osmotique, et modifie par conséquent les conditions de l'expérience. Pour la même raison, et en plus de celles déjà indiquées, il faudra éviter de manipuler avec les mains les divers ustensiles qui seront en contact avec des liquides. Les doigts, même propres, déposent toujours des traces sur la verrerie. Les traces sont grasses et pourraient influencer ainsi les conditions de la capillarité et de l'osmose.

En aspirant dans les pipettes, des opérateurs peu soigneux pourraient laisser écouler des traces de salive dans le liquide mesuré. Cet accident survient encore plus facilement à ceux qui ont la mauvaise habitude de souffler dans les pipettes. Or le mélange de la salive avec les liquides de réaction est aussi une cause d'erreur.

Il est inutile d'insister sur la nécessité de mesurer très exactement le volume des réactifs et particulièrement de la ninhydrine.

L'eau distillée employée doit être propre, et souvent tel n'est pas le cas dans les laboratoires. L'eau distillée séjourne longtemps d'abord dans des touries mal bouchées, puis dans les barils des laboratoires, à la chaleur, dans un milieu généralement riche en bactéries.

Des gaz variés s'y dissolvent ; ce n'est point un liquide convenable pour de semblables recherches.

Il vaut mieux redistiller fraîchement de l'eau dans un appareil en verre, et la conserver dans des flacons bien bouchés jusqu'au moment de l'emploi.

Les dialyseurs doivent être l'objet d'une attention particulière. Dans ceux du commerce, on en trouve généralement 20 à 30 % de mauvais et quelquefois 80 %. On ne doit jamais les nettoyer avec une brosse dure, ni les laisser séjourner après une expérience, garnis de leur contenu.

Les parois du dialyseur peuvent, après qu'on s'en est servi, renfermer des traces de matières réagissant avec la ninhydrine. Cette quantité peut être trop faible pour donner une coloration, mais s'ajoutant à d'autres traces contenues dans le dialysat, devenir décelable par la ninhydrine.

On doit essayer les dialyseurs toutes les quatre semaines.

Le sérum contient toujours plus ou moins de substances dialysables réagissant avec la ninhydrine. Aussi il a fallu beaucoup d'expériences pour déterminer la quantité optima de sérum à utiliser pour que le liquide de dialyse du sérum seul ne réagisse pas avec la ninhydrine.

Il faut en employer 1 cmc. 5.

La ninhydrine réagit avec d'autres combinaisons que les acides aminés, le sucre par exemple.

Cependant la réaction est négative quand on opère avec du sérum seul de diabétique en suivant exactement la technique indiquée.

Enfin Abderhalden indique une méthode qui permet

également de vérifier la bonne préparation des organes employés, c'est de les mettre en présence de sérum inactivé à 60° pendant trente minutes.

La réaction doit être négative.

Modifications de la réaction

Rubsamen a proposé un perfectionnement à la technique indiquée par Abderhalden.

Il utilise 4 dialyseurs : dans les 2 premiers il place 1 cmc. 1/2 de sérum l'un avec du placenta, l'autre sans placenta, dans les deux derniers, il répète la même expérience avec seulement 1 centimètre cube de sérum et il compare les résultats.

King propose d'utiliser du placenta en poudre. Abderhalden répond que cette méthode serait, en effet, employable, mais il rappelle que sous cette forme, le placenta se putréfie rapidement.

Goudsmith indique de préparer le placenta avec de l'eau oxygénée, d'abord à froid en présence d'eau oxygénée à 1,5 %, ensuite à chaud, jusqu'à ce que le liquide en donne plus la réaction des albuminoïdes.

Abderhalden a signalé que cette modification peut amener à méconnaître dans l'organe, des traces de sang décolorées.

Jaworsky propose d'employer simultanément pour les recherches scientifiques, 4 dialyseurs, afin d'obtenir un liquide représentant le dialysat moyen de 4 épreuves.

*
* *

Avant même de faire ses expériences avec les dialyseurs, Abderhalden avait tenté de séparer les albumines du sérum de ses produits de décomposition par un traitement chimique. N'ayant pas obtenu de résultats satisfaisants, il n'avait point signalé ses recherches.

Partant du même principe, Flatow essaya, en mars 1914, d'isoler l'albumine de ses produits de décomposition par coagulation par la chaleur en milieu légèrement acétique et oxalaté.

Il déclara, alors, que par ce procédé, il n'a pu constater d'action spécifique du sérum de femme gravide sur le placenta.

Ces expériences furent reprises par Abderhalden, H. Holle et H. Strauss qui ont constaté que cette technique donne des résultats sans aucune signification.

La technique de désalbumination contient, en effet, plusieurs sources d'erreurs. La précipitation est incomplète ; on peut s'en assurer au moyen de l'acide sulfosalicylique. De plus, la neutralisation telle que Flatow la pratique (en ajoutant les quantités d'alcali théoriquement correspondantes à celles d'acide acétique préalablement versés dans le sérum avant ébullition) est inexacte. La neutralité est dépassée, une partie de l'acide acétique s'étant dégagée pendant l'ébullition.

Michaelis et Rona ont tenté d'utiliser un autre procédé de séparation de l'albumine du sérum. Il repose sur cette propriété de l'hydrate de fer de précipiter seulement l'albumine sans précipiter les albumoses et les peptones. Les auteurs n'ont obtenu aucun résultat satisfaisant en employant cette méthode.

Cependant Abderhalden et Paquin, modifiant encore cette technique, ont pu constater qu'elle fournit des résultats constamment favorables, lorsqu'on met en évidence la décomposition du placenta par le sérum de femme gravide, non plus au moyen de la ninhydrine, mais en employant une nouvelle méthode : les dosages différentiels d'azote.

Abderhalden et Fodor (7 avril 1914) ont voulu voir s'il était possible de doser l'azote dans les dialysats, au lieu d'y reconnaître qualitativement les matières azotées. Ils ont constaté que si on met à dialyser du sérum seul, la flamme étant enceinte ou non, il passe des matières azotées, en quantité dosable, dans le liquide de dialyse.

Ces matières azotées sont plus abondantes lorsqu'on met à dialyser le mélange sérum de femme enceinte + placenta.

Cette constatation, possible à prévoir, a été confirmée par de nombreuses expériences. Abderhalden a constaté que si le sérum mis à dialyser en présence de placenta ne provient pas d'une femme enceinte, le liquide de dialyse renferme sensiblement la même quantité d'azote que si le sérum a été mis à dialyser seul. Les liquides de dialyse ont également donné des réactions positives avec la ninhydrine.

Les deux séries d'expériences ont toujours concordé.

Le dosage de l'azote est une opération très délicate vu la faible teneur de cet élément dans le liquide. La méthode employée par Abderhalden est celle de Kjeldahl, modifiée en vue du dosage de très petites quantités d'azote (microkjeldahl).

Nous n'entrerons ici dans aucun détail sur la technique. Abderhalden vient seulement de l'exposer dans sa quatrième édition.

L'emploi de cette méthode est d'ailleurs trop minutieux pour n'être pas réservé aux chimistes professionnels. Griesbach a continué à travailler dans cette voie.

Dans 3 cas de grossesse, il constate une augmentation de la teneur en azote, de 59, 60 et 95 %. En même temps la réaction à la ninhydrine est positive.

Il indique également qu'en mettant en présence du sérum de femme non gravide et du placenta, le dialysat peut être plus pauvre en azote que le dialysat du sérum seul (dans un cas — 79 %).

∴

Il se présente dans la pratique, Abderhalden l'a d'ailleurs signalé, des cas d'une interprétation délicate.

Le liquide de dialyse du sérum seul peut contenir suffisamment de substances réagissant à la ninhydrine pour donner une légère coloration lorsqu'on le traite par ce réactif.

Dans ce cas, on se trouve forcé d'apprécier une différence de coloration entre le dialysat du sérum seul et celui du sérum + placenta. Or l'appréciation d'une différence d'intensité de coloration est chose malaisée.

Ne peut-on débarrasser le sérum de ces matières dialysables réagissant à la ninhydrine ? Abderhalden et Wildermuth ont montré qu'il était possible d'arriver à ce résultat par une dialyse préliminaire. Cette idée avait déjà été émise par Schlimpert et Hissel.

Afin d'éviter toute infection du sérum, il est indiqué d'opérer dans une petite étuve dont l'atmosphère est saturée de vapeurs de toluène.

On dialyse pendant six ou sept heures sur un courant de chlorure de sodium à 0,9 °/₀ (on utilise environ 5 litres de solution de chlorure de sodium).

On emploie un dialyseur identique à ceux utilisés pour la réaction et vérifié de même.

Abderhalden et Wildermuth recommandent vivement cette technique qui a l'avantage d'enlever également les matières « empêchantes » vis-à-vis de la réaction de la ninhydrine.

La prédialyse est indispensable si on opère avec de l'urine.

.*.

Nous avons vu jusqu'à présent mettre en évidence l'attaque de l'albumine placentaire par le sérum de femme gravide en étudiant les produits de décomposition de cette albumine.

Bornstein et Jacobsthal ont abordé et envisagé différemment la question. Ils ont étudié histologiquement l'état du substratum après attaque par le sérum.

Pendant la préparation des organes, la trituration, l'ébullition provoquent déjà la dilacération des tissus et le gonflement du tissu conjonctif.

Mais après action du sérum, quand la réaction est positive, on constate, en outre, des processus du genre nécrose, visibles sur les bords (la disparition du noyau est particulièrement appréciable).

Cette méthode permet de conclure que les produits de décomposition viennent bien de l'organe et non du sérum, mais elle ne peut, sous cette forme, remplacer la méthode par dialyse. Abderhalden semblant s'en inspirer propose le 2 avril 1914 une technique simplifiée, permettant de supprimer l'emploi du dialyseur.

Gruetzner avait étudié l'action de la pepsine en la faisant agir sur de la fibrine colorée au carmin. Lorsque la fibrine est digérée par la pepsine, le carmin passe en solution et colore la liqueur.

Abderhalden colore l'organe avec une matière non « empêchante » pour le ferment et ne rendant pas le substratum inattaquable.

La matière colorante choisie est mise en liberté lorsque le substratum est décomposé. Cette dernière condition, très importante, n'est pas réalisée par toutes les matières colorantes en raison des propriétés colloïdes du sérum qui peut les fixer.

Abderhalden opère de la manière suivante : le placenta en morceaux très fins est placé dans une solution aussi concentrée que possible de carmin ammoniacal. Après vingt-quatre heures on filtre et lave à l'eau jusqu'à ce que l'eau de lavage ne soit plus colorée. On fait encore bouillir plusieurs fois avec de l'eau distillée.

L'eau ne doit pas présenter trace de coloration et le placenta doit être fortement coloré.

On met dans un petit tube 1 à 2 centimètres cubes de

sérum et un quart de gramme de tissu coloré. On recouvre de toluène et on met à l'étuve.

Au bout d'un temps variant entre quatre et huit heures
on voit déjà si le sérum décompose ou non l'organe.
Dans le premier cas il se colore en rouge, dans le second il reste jaune.

On peut faire une expérience de contrôle avec du sérum inactivé ou du sérum certainement inactif (sérum
de femme non enceinte pour le placenta, par exemple).

L'application du séro-diagnostic de la grossesse a
montré que tout sérum à la longue, enlève de la matière
colorante. Il faut donc limiter strictement la durée de
l'expérience.

Cette technique n'est pas encore entièrement mise au
point. Elle ne peut tendre à supplanter la méthode polarimétrique ou la méthode par dialyse dans les recherches scientifiques ; mais sa simplicité lui donne un
grand intérêt au point de vue clinique.

A côté de ces méthodes de laboratoire, Engelhorn et
Wintz indiquent une méthode de diagnostie de la grossesse, purement clinique.

Ils préparent par un technique qu'ils se réservent d'indiquer ultérieurement un extrait glycériné de placenta
humain. Ils en inoculent par scarification de très petites
quantités à la partie supérieure du bras. Ils pratiquent
en même temps une scarification témoin sans extrait
de placenta.

On examine le sujet douze, vingt-quatre, quarante-
huit heures après, et dans le cas de grossesse on observe

au point de l'inoculation du gonflement, de la rougeur avec une aréole brune.

Cette réaction est positive dès la septième semaine.

Les auteurs ont examiné 68 femmes gravides (6 enceintes de 2 mois, 2 de 3 mois, 1 de 5 mois, les autres à la période terminale de la grossesse) ; toutes ont réagi positivement.

53 sujets non gravides, dont 13 hommes, n'ont jamais présenté de réaction ; seule une petite fille de six ans a présenté une légère rougeur.

Engelhorn et Wintz signalent que certaines femmes, inoculées au moment de leurs règles, ont présenté une rougeur très fugace, très peu intense, ne permettant aucune confusion possible avec la réaction de la grossesse.

Cette réaction disparaît cinq jours après l'accouchement.

APPLICATION DE LA RÉACTION D'ABDERHALDEN AU DIAGNOSTIC DE LA GROSSESSE

Nombre d'auteurs ont répété sur des sérums de femmes gravides la réaction d'Abderhalden. Ils ont employé soit la méthode optique, soit la réaction colorée avec la ninhydrine, soit la réaction du buiret ; certains ont même vérifié leurs résultats en employant concurremment ces procédés.

Nous nous contenterons de rapporter quelques-unes des statistiques publiées à propos de la grossesse normale :

Schiff, examinant 49 sérums prélevés à des femmes gravides, trouve 47 résultats positifs, 2 sérums furent rejetés, l'un parce qu'il était hémolytique, l'autre parce qu'il avait séjourné trop longtemps à la température de la chambre. L'opérateur ignorait les diagnostics cliniques avant d'avoir fait les réactions. Shäfer présente à la société de gynécologie à Halle en mai 1913, 60 cas positifs sur 62 sérums gravides examinés. Au mois de septembre 1913, il publie de nouveau dans le *Berlin*.

Klin. Woch. 70 réactions positives par la méthode de la dialyse sur 72 sérums de femmes gravides. 43 de ces sérums examinés par la méthode optique lui fournissent encore 42 résultats positifs.

Freund et Brahm font porter leurs recherches sur 160 sérums de femmes gravides. Ils obtiennent 75 °/₀ de réaultats conformes à la réalité clinique en employant le procédé optique, et 69 °/₀ en employant la méthode de la dialyse ; 104 fois ils ont essayé concurremment les 2 méthodes, 31 fois leurs résultats ne furent point concordants.

Ces auteurs pensent que leurs insuccès sont dus non pas à des erreurs de technique, mais à des variations dans les quantités de ferments.

Cette opinion semble difficile à admettre. Ces auteurs sont à peu près les seuls, nous le verrons plus loin, à obtenir une telle discordance de résultats.

Ecalle trouve, par le procédé de la dialyse, 119 réactions positives avec les sérums de 119 femmes gravides.

Daunay et Ecalle communiquant, d'autre part, les résultats fournis par l'examen du sérum de 24 femmes enceintes sont amenés aux conclusions suivantes :

1° Le sérum de la femme gravide paraît toujours agir sur le placenta. Mais l'intensité de la réaction à la ninhydrine est souvent variable.

2° Le sérum seul peut fournir des produits de dialyse donnant avec la ninhydrine une coloration légère.

Bar, à propos des travaux de Daunay et Ecalle rappelle à la Société d'obstétrique et de gynécologie de Paris, que les premières recherches faites à la clinique

Tarnier, en employant la méthode optique, n'ont donné
que des échecs, et seulement des résultats confus par
la méthode de la dialyse.

Après un séjour à Halle de Daunay et Ecalle les expériences reprises à nouveau donnèrent les résultats que
nous venons d'énumérer. Il conclut : « L'étude de l'agent
« actif permettant au sérum d'attaquer le placenta et de
« sa signification biologique fait de l'expérience d'Ab-
« derhalden une expérience de premier plan. »

Porchownick juge la méthode d'Abderhalden très utile
pour le diagnostic de la grossesse à une époque où aucun autre symptôme ne permet d'affirmer la gravidité.
Il accuse toujours des réactions positives dans les cas
de gravidité.

Judd n'a examiné qu'une trentaine de cas de gravidité.
Dans tous il trouve la réaction positive à la ninhydrine.
Il cite un cas de grossesse où le laboratoire et la clinique semblèrent au début en désaccord. L'évolution ultérieure prouva que le résultat de la réaction d'Abderhalden était exact.

Judd constate également que les femmes de couleur
donnent la même réaction que les femmes blanches.

Enfin, mettant en présence de fragments de placenta
des sérums d'hommes, cet auteur n'a trouvé que des
réactions négatives.

Félix Deutsch et Robert Kœhler publient que les sérums de 45 femmes gravides ont donné 45 réactions positives en présence de placenta dans le dialyseur.

Ekler examinant 45 sérums de femmes gravides,
trouve également 45 résultats positifs.

Aschner rapporte que depuis 1912, le Dr Queisner a pratiqué chez lui 100 examens de sérums provenant de. femmes gravides. Les résultats qui ne sont pas encore tous publiés concordent avec les résultats obtenus par Abderhalden. Aschner a lui-même examiné 45 sérums gravides et a trouvé 45 réactions positives.

Il rappelle toutefois qu'au cours d'une série d'expériences, le sérum d'une femme normale, indiscutablement enceinte de six mois, fournit une réaction négative. Cette expérience reprise à l'Institut même d'Abderhalden donna encore un résultat négatif.

Aschner signale encore une autre grossesse de cinq mois où le sérum ne présenta aucune action vis-à-vis du placenta. Il s'agissait d'une femme atteinte d'une adipose considérable, chez laquelle le diagnostic ne put être confirmé que par la radiographie. L'auteur envoya alors du sérum de cette malade à l'Institut d'Abderhalden, cette fois la réaction fut positive.

Tschudnowsky employant simultanément la méthode optique et la réaction de la ninhydrine trouve des résultats concordants entre eux chaque fois que les recherches furent vérifiées par les deux procédés (Voir tableau page 55).

Lichtenstein rapporte 42 expériences avec 42 résultats positifs en faisant agir ces sérums de femmes gravides sur du placenta.

Cet auteur s'attache à définir les conditions dans lesquelles la réaction est positive au cours de la grossesse. Il estime, d'après ses recherches, que cette réaction est indépendante de la vie et même de la présence de l'em-

bryon *in utero* (nous verrons plus loin que la réaction
demeure positive quelque temps après l'accouchement);
il pense que cette réaction est intimement liée au passage dans le sang de produits venant de l'œuf.

Il ajoute que la réaction devient négative, alors même
que l'utérus est habité, si une circonstance anormale
interrompt les échanges entre la mère et le fœtus.

L'auteur cite un cas clinique confirmant son hypothèse : une femme ayant déjà atteint l'âge de la ménopause, n'est pas réglée pendant deux mois. L'utérus augmente de volume, sans présenter toutefois les signes
caractéristiques d'un utérus gravide. Le sérum placé dans
le dialyseur en présence de placenta, ne donne aucune
réaction.

Le chirurgien procède alors à l'introduction d'une
laminaire. Le col étant dilaté livre passage à un fœtus
macéré et à son placenta. Ce fœtus est aplati, il mesure
1 cm. 1/4 de longueur, il a dû mourir trois à quatre semaines avant l'avortement provoqué. On remarque sur
le placenta un petit caillot déjà ancien.

Depuis trois semaines aucun échange nutritif ne se
produisait évidemment plus entre la mère et l'enfant. Ce
fait peut expliquer le résultat négatif fourni par la réaction.

Lichtenstein rappelle enfin qu'il a été chez Abderhalden emportant 4 échantillons : 2 échantillons de sérums
de femmes gravides, 2 échantillons de sérums de femmes non gravides.

Ces échantillons portaient des numéros correspondant
à des indications placées dans une enveloppe cachetée,

laquelle ne fut ouverte qu'après les essais. Les recherches faites au laboratoire d'Abderhalden, par la méthode
optique, donnèrent des résultats exacts.

Ewler confirme les résultats de Lichtenstein.

Gambaroff publie 22 résultats positifs pour 22 sérums
de femmes gravides essayés.

La réaction d'Abderhalden a été fortement discutée
par Wimvorter. Cet auteur a expérimenté sur 283 sérums. Il publie que non seulement les sérums de femmes gravides lui ont fourni des résultats positifs, mais
qu'il a obtenu des réactions analogues en employant
les sérums de malades atteintes de carcinomes, etc.
Selon lui, les sérums des femmes présentant des lésions
utérines réagissent positivement sur le placenta dans
4/10 des cas. Il ajoute, de plus, qu'il a constaté plusieurs
réactions négatives au cours de grossesses indiscutables.

Wimvorter insiste sur ce fait qu'à propos de chaque
sérum il a répété l'expérience 10 ou 12 fois. Il assure
que dans ces conditions il a toujours constaté au moins
une réaction négative, quelquefois même 5 ou 6 réactions négatives sur les 10 ou 12 expériences, alors que
la gravidité des femmes dont on étudiait le sérum ne
faisait aucun doute.

Il cite un cas où 6 essais tentés avec un même sérum
fournirent 3 résultats positifs et 3 résultats négatifs.

Cet auteur conseille donc de faire toujours, pour
chaque sérum, une série d'essais.

Hiess et Lœderer trouvent, dans 45 cas de grossesses
normales, 43 réactions positives.

Parsamow conclut ainsi ses recherches: « une réaction « négative signifie bien : pas de grossesse, mais une « réaction positive ne signifie pas forcément gros- « sesse».

Behne a été apprendre auprès d'Abderhalden le pro- cédé de la dialyse. Sur 12 sérums de femmes enceintes, il accuse 11 réactions positives.

William et Pearce font remarquer que des fragments de cœur, de rein et d'utérus, convenablement préparés, peuvent fournir aussi bien que des morceaux de pla- centa des réactions positives lorsqu'ils sont mis en con- tact avec des sérums de femmes en gestation.

Or nous avons déjà vu que dans son « Abwehrfer- mente des tierischen organismus ». Abderhalden avait prévu ces objections. Les résultats contradictoires tien- nent presque toujours à une préparation défectueuse de l'organe employé pour la réaction. Abderhalden insiste sur ce fait que les organes très consistants ou ceux que l'ébullition rend compacts réclament une préparation spéciale.

De plus, le placenta ne doit être utilisé que s'il n'est pas décomposé par le sérum de malades atteints d'affec- tions utérines, de tuberculose, de néoplasme, etc.

R. Labusquière signale, en France, cette réfutation, dans un article sur le diagnostic physiologique de la grossesse et rappelle que la dernière monographie d'Ab- derhalden, en décembre 1913, indique 600 diagnostics de grossesses faits à l'aide de ces méthodes, sans aucun résultat contraire à la réalité.

En janvier 1914 Fetzer confirme la spécificité de la

séro-réaction de la grossesse. Les recherches de cet auteur portent sur 42 patientes et reposent sur 200 expériences. « Dans tous les cas de grossesse (21 cas) la réaction fut positive. » Fetzer ajoute que l'intensité de la réaction colorée semble être en quelque sorte en rapport avec l'état des villosités choriales (ces villosités ont été étudiées microscopiquement). La réaction est d'autant plus faible que les villosités sont plus dégénérées.

En février Allmann cite 48 résultats nettement positifs pour 48 sérums de femmes gravides essayés.

Cependant, malgré ces résultats, Flatow employant la technique que nous avons examinée plus haut (page 32 et suivantes) affirme que tous les sérums y compris les sérums d'homme, décomposent l'albumine du placenta et conclut « que le sang possède normalement ce pouvoir protéolytique ».

A Halle, Wildermuth a répété les expériences de Flatow et conclut que les résultats obtenus par cet auteur sont dus à un traitement défectueux des matières albuminoïdes.

Schiff vient d'ailleurs de faire connaître les conclusions d'une série d'expériences destinées à déterminer exactement la spécificité des ferments de défense vis-à-vis des albumines placentaires.

Dans chaque expérience Schiff a mis en présence les sérums de femmes gravides (5e ou 6e mois de la grossesse) soit avec du placenta, soit avec des fragments d'autres organes.

Il a constaté que ces sérums ne décomposaient aucun autre organe que le placenta.

Il nous semble donc légitime de conclure de tout ceci à la grande valeur de la réaction d'Abderhalden appliquée au diagnostic de la grossesse.

A ce propos nous ferons remarquer que, si dans bien d'autres réactions biologiques utilisées en vue de différents diagnostics on peut, dans les cas où le laboratoire donne une réponse affirmative, être tenté de forcer un diagnostic clinique hésitant, dans la grossesse, au contraire, nul doute ne peut subsister sur l'exactitude du diagnostic. Il suffit d'attendre tout au plus neuf mois.

Et cette vérification absolue des résultats, vérification indiscutable et vivante, rend plus admirable encore la précision des résultats obtenus grâce à la réaction d'Abderhalden.

Recherche de la réaction dans le sérum de femmes non enceintes

On trouve parmi les conclusions que tirent Daunay et Ecalle des résultats de leurs expériences sur la réaction d'Abderhalden cette remarque. « Le sérum de la femme « non enceinte, additionnée de placenta, peut donner des « produits de dialyse, décelables par une réaction colorée « avec la ninhydrine. »

Nous verrons plus loin que, dans certaines conditions pathologiques, les sérums de femmes non enceintes peuvent réagir positivement sur le placenta, nous nous contenterons de signaler dans le présent chapitre, les cas positifs obtenus avec des sérums de femmes non gravides ne présentant aucun symptôme morbide décelable.

Schæfer examine 41 sérums de femmes normales, non en gestation, et trouve seulement 38 réactions négatives par la méthode de la dialyse, 17 de ces sérums examinés par la méthode optique donnent 17 réactions négatives.

Ecalle, sur 44 sérums de femmes non enceintes, trouve 10 réactions positives.

Mais Porchownick prétend que les colorations données avec la ninhydrine dans ces cas sont impossibles à confondre avec la coloration normale positive caractéristique de la grossesse.

Judd a contrôlé la valeur de la réaction en faisant dialyser, avec le placenta, des sérums d'hommes bien portants, de vierges, de femmes non enceintes, de femmes au delà de la ménopause. Il obtient régulièrement des résultats négatifs.

Les résultats, dit-il, sont également négatifs si on fait agir sur le placenta des sérums de femmes non enceintes, mais atteintes de syphilis, néoplasme malin du col, septicémie généralisée, endocardite, etc.

Il conclut qu'en procédant avec toute la rigueur nécessaire les résultats obtenus ne font que confirmer la valeur du séro-diagnostic de la grossesse par Abderhalden.

Félix Deutsch et R. Kœhler ont examiné les sérums des femmes normales au moment de la menstruation. Ils ont trouvé, pour 10 sérums examinés, 6 réactions positives, mais faiblement positives, en présence de placenta.

Ekler ne signale pas un cas positif avec du sérum de femme normale non gravide ; Parsamow relate à la même époque qu'il a obtenu 2 réactions positives en mettant en présence du placenta des sérums d'hommes bien portants et Neue signale que plusieurs sérums de femmes non enceintes ont décomposé le placenta.

Grossesse extra-utérine

Il était fort important au point de vue clinique de déterminer la valeur de la réaction d'Abderhalden dans des cas de grossesse extra-utérine.

Schæfer rapporte que 14 sérums prélevés dans des cas de grossesses extra-utérines, vérifiées par l'intervention chirurgicale, réagirent 10 fois positivement sur le placenta (méthode de la dialyse) 6 de ces sérums examinés par la méthode polarimétrique donnèrent 5 réactions positives.

Eckler signale qu'il a toujours constaté des résultats positifs dans ces conditions pathologiques ; Maccabruni présente 4 réactions positives dans 4 cas de grossesse extra-utérine et 1 réaction positive dans un cas de môle hydatiforme.

L'étude de cette question fournit à Lichtenstein la matière d'une intéressante publication.

L'auteur rapporte 3 cas :

I) Une jeune femme dont les dernières règles remontaient au 9 juin 1912, se plaint le 9 septembre de douleurs abdominales aiguës. Les douleurs durent quelques

4

jours, puis disparaissent. Des crises semblables, sui-
vies de périodes d'accalmie, se répètent jusqu'au 15 novembre.

De décembre 1912 à mai 1913, la femme présente
toutes les quatre ou cinq semaines, des pertes de sang
irrégulières en intensité et en durée, non douloureuses.
En mai 1913, les crises douloureuses réapparaissent.

Le 23 mai la malade expulse, avec des fèces, des ex-
trémités fœtales et des os du crâne. On sent, par le pal-
per, des crépitations osseuses dans la région ombilicale.

Le 7 juin, l'état de la malade s'étant subitement ag-
gravé, on pratique la laparotomie. Dans une cavité cons-
tituée par le duodénum et le mésentère on trouve 2 os
de crâne fœtal et un os appartenant à un membre. Le
fœtus âgé de 7 mois 1/2 était mort six mois avant l'opération.

Il ne restait aucune trace de placenta. La réaction es-
sayée avec le sérum de la mère fut négative.

Abderhalden explique que c'est à cette disparition du
placenta qu'il faut attribuer la cessation de la réaction
positive trois semaines après l'accouchement dans les
cas de grossesse normale.

II) Une femme non réglée depuis trois mois est prise
brusquement de douleurs aiguës dans le côté droit ; en
même temps, elle expulse d'abondants caillots. La
femme, interrogée, dit n'avoir pas constaté la présence
d'un œuf parmi ces caillots.

L'utérus semble normal, non agrandi, il mesure
7 centimètres et demi. On sent dans le flanc droit une
tumeur dure, résistance ; la réaction par la méthode de

la dialyse est positive, on pose le diagnostic de grossesse extra-utérine avec hématocèle.

On opère, on trouve sur le fond de l'utérus un myome sous-séreux. Les annexes sont normales. On énuclée le myome, mais on complète l'opération en enlevant l'utérus dont les parois très amincies constituent un danger en cas de grossesse ultérieure.

Sur le fond de l'utérus on découvre alors un polype jaune de 2 centimètres de long sur 1 centimètre de large, polype que l'examen microscopique révèle être un polype placentaire.

La réaction était positive parce que ces vestiges embryonnaires, appendus à l'utérus, continuaient leurs échanges avec la circulation maternelle.

III) Une femme qui depuis deux mois n'est plus réglée présente soudain les symptômes d'une hémorragie interne.

On estime qu'il s'agit d'une grossesse extra-utérine rompue. L'ouverture de l'abdomen donne issue à une grande quantité de sang frais. Les trompes semblent normale à l'inspection, la trompe gauche est cependant un peu congestionnée. On incise la trompe gauche, elle contient un œuf intact, fixé par un pôle entouré de villosités choriales, le tout de la dimension d'une pièce de 1 franc.

Il s'agit d'une grossesse tubaire pédiculée. Dans ce cas les franges choriales, étant donné leur position, n'ont pu être en rapport avec les vaisseaux de l'ostium utérinum non plus qu'avec la circulation péritonéale. Or le sérum de cette femme, placée dans le dyaliseur avec du placenta normal, avait permis d'obtenir la réaction positive caractéristique.

Cette observation, fort intéressante au point de vue clinique (réaction positive dans la grossesse tubaire), l'est également au point de vue biologique. Comme nous l'avons signalé plus haut, on a voulu faire jouer un rôle aux franges du chorion dans la formation du ferment actif vis-à-vis du placenta ; dans le cas présent, les franges choriales étaient isolées et ne communiquaient en aucune façon avec la circulation matérielle... Il faut rapprocher cette constatation de celles faites de Schlimpert et Hissel (voir expériences dans la série animale), à savoir que le placenta de jument « qui ne possède pas de villosités choriales », permet néanmoins d'obtenir la réaction d'Abderhalden correctement.

Hiess et Lœderer examinent les sérums de 14 femmes soupçonnées de grossesses extra-utérines. Ils constatent 10 réactions positives, mais l'évolution ultérieure ne confirme que 4 grossesses extra-utérines.

Parsamow essaye 7 sérums de malades présentant des troubles utérins semblant caractériser des grossesses extra-utérines. Par la méthode de la dialyse, il trouve 6 réactions positives. Pour 4 cas le diagnostic fut presque immédiatement vérifié par l'intervention chirurgicale, les 3 autres cas demeurèrent soumis à l'expectation.

Dans 2 de ces cas la réaction répétée quelques jours après fut cette fois toujours négative. Dans le troisième cas, on trouva, en opérant, un kyste de l'ovaire et pas de grossesse extra-utérine. On apprit alors que la malade avait avorté une semaine auparavant.

Behne cite, dans 4 cas de grossesses extra-utérines, vérifiées par l'intervention chirurgicale, 3 réactions positives. Ewler estime que dans ces conditions pathologiques la réaction est toujours positive sauf lorsqu'il s'agit d'une grossesse tubaire anciennement rompue, sans accidents graves commandant l'intervention immédiate, et lorsque le placenta a complètement disparu.

Porchownick conclut ainsi ses recherches : « La réac-« tion d'Abderhalden sert non seulement au diagnostic « de la grossesse normale, mais, ce qui est plus impor-« tant, au diagnostic de la grossesse extra-utérine, bien « qu'en général, dans ce cas, la réaction soit moins « nette. » En mai 1914, Fetzer publie que dans 4 cas de grossesses extra-utérines, il a constaté 4 réactions positives très colorées.

Influence des divers états pathologiques

Les auteurs se sont non seulement proposé d'éprouver la valeur diagnostique de la réaction gravidique, mais encore de l'étudier chez des femmes non enceintes, atteintes de troubles utérins divers : tumeurs, infections, etc...

Schäfer signale que 25 sérums prélevés à des malades carcinomateuses ont réagi 10 fois positivement sur le placenta par la méthode de la dialyse, 17 de ces sérums examinés par le procédé optique ont donné, par contre, 10 résultats négatifs.

Dans 13 cas de myomes, cet auteur trouve 5 résultats

positifs par la méthode de la dialyse, mais ne constate plus qu'un seul résultat positif, en contrôlant par la méthode optique.

Aschner ne relève aucune action positive sur le placenta en examinant 3 sérums pris à des malades atteintes de carcinomes, et 4 sérums prélevés dans des cas de myomes. Cependant, essayant 19 sérums prélevés chez des malades souffrant de tumeurs annexielles cet auteur a obtenu 2 fois des réactions positives. Les 2 sérums ayant été envoyés à l'Institut d'Abderhalden, Abderhalden et Schiff répétèrent chacun l'expérience, leurs résultats furent conformes à ceux d'Aschner. Cet auteur indique encore 3 réactions positives dans 3 cas de salpingo-ovarites.

Ecalle examinant à la clinique Tarnier les sérums de 27 femmes non enceintes conclut qu'en dehors de la grossesse, l'appendicite, la salpingite, le kyste de l'ovaire, le fibrome, la bartholinite, peuvent faire apparaître des ferments susceptibles de donner avec le placenta des produits de dialyse fournissant des réactions colorées avec la ninhydrine.

Behne constate également que des femmes non enceintes souffrant d'une affection inflammatoire, surtout si elle est suppurée, de l'appareil génital ou d'une suppuration en un autre point du corps (mastites), donnent souvent une réaction positive.

Il ajoute que la technique actuelle ne permet pas de différencier d'une manière certaine la grossesse extra-utérine des affections annexielles inflammatoires suppurées ; et qu'il a vu des sérums de sujets mâles don-

ner également des réactions positives avec le placenta
dans des cas de tuberculose cavitaires et de maladies
du foie.

Parsamow signale que des kystes de l'ovaire lui ont
fourni des réactions positives.

Wimvorter conclut que sur 283 sérums de femmes
examinés, non seulement les sérums de femmes gravides lui ont fourni des résultats positifs, mais qu'il a
obtenu des réactions analogues en employant les sérums
de malades atteintes de carcinomes ou d'affections utérines inflammatoires. Selon lui le sérum des femmes
présentant ces lésions réagit positivement sur le placenta
dans 4/10 des cas.

Hiess et Lœderer ont constaté dix réactions positives,
en examinant 31 sérums prélevés lors d'affections génitales. Fetzer examinant 5 cas d'annexites constate une
seule réaction positive.

Mais Porchownick constate ainsi que nous l'avons déjà
dit que ces colorations obtenues avec des sérums de
femmes fébricitantes sont tellement différentes de la coloration caractéristique de la grossesse, que la confusion est impossible.

Maccabruni enfin s'est attaché à étudier les modifications que peut faire subir à la réaction une affection in-
tercurrente survenant lors de l'état gravide. Ses résultats sembleraient prouver que les infections n'ont aucun
effet sur le sens de la réaction. Nous présentons enfin le
tableau suivant de Tchudnonsky. Cet auteur prétend
qu'en opérant avec toute la rigueur voulue, il n'a constaté que des résultats corrects :

GROSSESSE NORMALE A DIFFÉRENTS MOIS		CROSSESSE TUBAIRE		FEMMES NON ENCEINTES		HOMMES		PYOSALPYNX		ENDOMÉTRITE	
Méthode optique	Dialyse	Méthode optique	Dialyse	Méthode optique	Dialyse	Méthode optique	Dialyse	Méthode optique	Dialyse	Méthode optique	Dialyse
Nombre des expér.		Nombre des expér.		Nombre des expér.		Nombre des expér.		Nombre des expér.		Nombre des expér.	
13 +	10 +	2 +	3 +	3 —	3 —	2 —	2 —	$1(1) + \\ 1 -$	5 —	5 —	5 —
Dont 6 cas ont été examinés par les 2 méthodes.		Dont 2 cas ont été examinés par les 2 méthodes.		Ces 3 cas ont été examinés par les 2 méthodes.		Ces 2 cas ont été examinés par les 2 méthodes.		Ces 5 cas ont été examinés par les 2 méthodes.		Ces 5 cas ont été examinés par les 2 méthodes.	

KYSTES DE L'OVAIRE		CARCINOME		HÉMATOME DE LA TROMPE		MÔLE HYDATIFORME		MYOME	
Méthode optique	Dialyse	Méthode optique	Dialyse	Méthode optique	Dialyse	Méthode optique	Dialyse	Méthode optique	Dialyse
Nombre des expériences		Nombre des expériences		Nombre des expériences		Nombre des expér.		Nombre des expér.	
1 —	1 —	1 —	1 —	1 —	1 —	1 —		1 —	1 —

1. L'auteur explique pourquoi un cas de pyosalpynx donna une réaction positive. Ce résultat contradictoire est dû à un accident survenu dans le procédé d'éclairage du polarimètre.

Schottlander a cherché dernièrement à expliquer les résultats contradictoires (réactions positives avec le placenta, en l'absence de grossesse), en supposant que les sérums employés n'avaient pas été prélevés chez des femmes au moment des règles ?

En avril 1914 Schiff, au cours d'epériences citées plus haut (voir page 46) constate « qu'en opérant correcte- « ment le sérum de femmes atteintes d'affections gé- « nitales ne fournit jamais de réactions positives ».

Il ajoute : « le sérum des femmes non normales gravides ne décompose d'ailleurs aucun organe ».

La réaction dans les cas d'éclampsie

Aschner examinant les sérums de huit femmes gravides éclamptiques trouve 8 réactions positives en faisant agir ces sérums sur des fragments de placenta provenant de femmes normales.

Jaworsky expérimentant dans les mêmes conditions conclut que le sérum des éclamptiques ne donne pas la réaction franchement colorée de la grossesse normale, mais une réaction bien plus faiblement positive.

Maccabruni remplace dans le dialyseur le sérum des éclamptiques par de l'urine et du liquide céphalo-rachidien d'éclamptiques. Ces corps demeurent sans action sur le placenta normal. Lichtenstein faisant agir sur le placenta éclamptique du liquide céphalo-rachidien éclamptique constate une décomposition de ce placenta. Il n'obtient, par contre, aucune réaction sur le placenta normal.

Henkel, d'autre part, avait constaté une faible décomposition du placenta normal par le liquide céphalo-rachidien éclamptique. Rubsamen enfin répétant les expériences de Lichtenstein n'obtient que des résultats négatifs. Il est donc impossible à l'heure actuelle de trancher cette question.

Lichtenstein utilise également le sérum des éclamptiques et trouve qu'il décompose fortement non seulement le placenta éclamptique, mais encore le placenta normal. Etudiant ensuite les effets sur des placentas d'éclamptiques des sérums de femmes gravides normales et de femmes gravides atteintes de néphrites banales, il obtient des réactions positives, mais d'intensité trop variable pour lui permettre une conclusion satisfaisante. Aschner constate, d'autre part que l'albumine urinaire des éclamptiques donne la réaction colorée si on la met, dans le dialyseur, en présence de sérum de femme gravide normale, mais cette albumine ne fournit aucune réaction si on fait agir sur elle le sérum d'une malade atteinte de néphrite banale.

Les résultats d'Aschner sont un argument de valeur pour confirmer l'origine sérique de l'éclampsie.

Les traitements récents de cette affection justifient d'ailleurs cette hypothèse.

Freund publie des guérisons d'éclampsie puerpuérale par l'injection intraveineuse de sérum de cheval. Par ce même procédé il obtient également la guérison de vomissements incoercibles, accidents pathologiques dont la cause, aussi obscure que celle de l'éclampsie, peut être rapportée à une modification sérique.

En France, également, cette théorie humorale des accidents nerveux de la grossesse a encore été vérifiée par des résultats thérapeutiques.

Le Lorier rapporte le cas d'une femme de 23 ans qui fut prise au cours d'une seconde grossesse de vomissements incoercibles graves. Deux injections sous-cutanées de sérum de femme enceinte normale suffirent pour amener rapidement une tolérance gastrique parfaite.

Fieux et Dantin ont obtenu un succès analogue en pratiquant à quatre jours d'intervalle 2 injections hypodermiques de sérum de femme gravide normale, chez une malade de 26 ans, présentant des vomissements incoercibles.

Viannay, à Saint-Etienne, pratiqua dans un cas analogue, la transfusion directe du sang d'une femme enceinte normale. Les vomissements cessèrent immédiatement, la malade engraissa en seize jours de 16 kilogrammes, mais la grossesse se termina par une fausse couche.

En Russie, Parsamow ne constate pas de décomposition du placenta éclamptique par les sérums de femmes éclamptiques ; il trouve que ces sérums exercent une action très faible sur le placenta normal.

Epoque de l'apparition et de la disparition des ferments de défense

Les auteurs ont tenté de déterminer l'époque de l'apparition et de la disparition des ferments de défense dans le sang de la femme gravide.

Porchownick trouve qu'on peut obtenir la réaction positive caractéristique à une époque où aucun autre symptôme ne permet encore d'affirmer la gravidité. Il constate également la persistance de cette réaction, deux semaines après l'accouchement.

Judd constate que la réaction positive peut être obtenue dès la 7ᵉ semaine de la gestation et se maintient constante du 7ᵉ au 12ᵉ jour après l'accouchement.

Lichtenstein examine les sérums de femmes récemment accouchées (8 jours après l'accouchement). Les réactions qu'il obtient avec ces sérums sont également positives.

Recherche de la réaction dans la grossesse avec d'autres matériaux que le sérum et le placenta

Nous avons déjà vu, à propos de l'éclampsie, que certains auteurs avaient remplacé, dans le dialyseur le sérum de femme gravide par du liquide céphalo-rachidien (Lichtenstein-Rubsamen, etc.), par de l'urine (Maccabruni).

F. Deutsch et R. Kœhler ont essayé la réaction en substituant au placenta des fragments de membrane déciduale. L'examen de 45 sérums, leur a fourni, dans ces conditions, seulement 10 réactions positives.

Au cours de 4 expériences Lichtenstein a employé, pour la dialyse en présence de placenta, le sérum obtenu en centrifugeant le sang provenant du cordon ombilical. La réaction fut chaque fois négative.

Cet auteur a également tenté de faire agir sur le placenta le liquide céphalo-rachidien de femmes gravides normales et de femmes non gravides. Ses résultats furent encore négatifs.

Il n'obtint pas plus de succès en utilisant le liquide amniotique et le liquide ascitique de femme non enceinte.

Kotchneff et Chingrewa ont essayé de remplacer dans lé dialyseur les organes par du sang humain cuit jusqu'à ce que le liquide de cuisson ne donne plus aucune réaction avec la ninhydrine. Ces auteurs s'attendaient à trouver une réaction positive avec le sérum humain, Abderhalden exigeant que les organes employés ne contiennent plus aucune trace de sang. Or le sang ainsi cuit fournit toujours une réaction négative en présence de sérums pris à divers individus.

Enfin en Amérique Marfield a tout récemment mis à dialyser les urines de femme gravide sans la présence d'aucun substratum.

Il a constaté que l'urine de femme gravide donne des produits de dialyse fournissant une réaction colorée avec la ninhydrine. Cette réaction apparaît à la fin du deuxième mois de la gravidité et son intensité augmente jusqu'au huitième mois.

Les urines continuent à donner ces produits dialysables pendant la semaine qui suit la délivrance.

Existe-t-il une lactase dans le sang
des femmes enceintes

On pouvait se demander s'il n'existait pas dans le
sérum des femmes gravides un autre ferment que le ferment protéolytique.

Schäfer, au cours de ses recherches, dit avoir trouvé
dans ce sérum un ferment susceptible de dédoubler le
lactose.

Falk expérimentant sur des femelles gravides d'animaux prétend également avoir mis en évidence un ferment doué de cette même propriété. Abderhalden et
Fodor n'admettent pas ces résultats.

Ils ont expérimenté sur 12 femmes enceintes dont les
gravidités remontaient à différents âges. Ils n'ont presque jamais pu mettre en évidence le ferment dédoublant
le lactose. Dans un seul cas de grossesse de neuf mois,
ils ont obtenu un résultat positif.

Voici la technique employée : à 1 centimètre cube
de sérum à examiner on ajoute 1 centimètre cube de
lactose à 1 ou 2 %, dans du sérum physiologique.

On suit au polarimètre les variations du pouvoir rotatoire de la solution.

APPLICATION DE LA RÉACTION
D'ABDERHALDEN AU DIAGNOSTIC DU CANCER

Les résultats du diagnostic biologique de la grossesse ont suscité par analogie des recherches tendant à appliquer la méthode d'Abderhalden au diagnostic du cancer.

Le sérum des malades atteints de carcinome doit digérer l'albumine de carcinome en donnant des produits de décomposition séparables par la dyalise et décelables par la réaction colorée. On prépare donc du tissu carcinomateux comme on prépare du placenta, mais au lieu de le couper en fragments, de le dépecer à la main, il est préférable de le hacher.

Le professeur Hermann Ludke a expérimenté avec des substances carcinomateuses provenant de squirrhe de la mamelle, de carcinome de la mamelle et de cancer du côlon. Les sérums essayés provenaient du sang d'individus normaux, de malades n'ayant jamais été soupçonnés d'affections cancéreuses et de malades atteints de cancers avérés. Il exécutait sur le dialysat la réaction du biuret.

Dans une première expérience, Ludke utilise des

fragments de carcinome du sein, de cancer de l'estomac, et d'une tumeur de souris implantée artificiellement. L'auteur emploie le sérum de 9 sujets : 2 sérums de femmes atteintes de tumeur du sein, 4 sérums d'individus atteints de cancer de l'estomac, 3 sérums recueillis chez des malades atteints respectivement de cancer de l'utérus, de cancer de l'intestin, de cancer du foie et de l'estomac.

Les expériences de contrôle sont réalisées en faisant agir sur les tissus carcinomateux des sérums de 4 individus sains et de malades souffrant d'affections diverses : érysipèle, typhus, scarlatine, tuberculose, oreillons, rougeole, diphtérie, etc.

Dans 8 cas les sérums des malades atteints de carcinomes fournirent 8 réactions positives. La réaction négative constatée eut lieu dans un cas où l'auteur avait ajouté le sérum pris à une malade ayant un carcinome du sein à des fragments hachés de carcinomes du sein.

En outre l'adjonction de sérum de malades atteints de cancers de l'estomac, ne produisit aucune décomposition du tissu de carcinome du sein.

Ludke a remarqué de plus que le tissu d'une tumeur de souris présente une réaction positive en présence de sérum de souris, mais que cette réaction devient négative si du tissu néoplasique de souris est traité par du sérum provenant d'un carcinome humain.

Ludke se trouve donc ici en contradiction avec Ad. Fuschs lequel constate qu'il y a bien spécificité d'organes, mais ajoute qu'il n'y a point spécificité d'espèce, à savoir qu'on peut faire agir le sérum d'un animal sur un organe originaire d'un autre animal et obtenir cependant des résultats positifs conformément aux données d'Abderhalden, et en contradiction avec Schlimpert cité plus haut, lequel conclut « que les ferments d'une espèce « animale sont capables de décomposer également les « placentas d'une autre espèce animale et qu'on peut « remplacer dans le dialyseur le placenta de femme par « du placenta de jument sans faire pour cela changer « le sens de la réaction »...

Ludke ajoute enfin que les sérums de 4 individus normaux ne produisirent aucune réaction avec le tissu cacinomateux. Quant aux sérums prélevés chez les 26 malades non atteints de cancer, ils fournirent 4 réactions positives : 1 dans le cas de fièvre scarlatine, 1 dans un cas de dyspepsie nerveuse, 1 dans un cas de tuberculose et 1 au cours d'une cholécystite.

Ludke conclut de ses expériences que la méthode d'Abderhalden permet souvent d'obtenir une réaction positive (en faisant agir du sérum pris à des sujets carcinomateux, sur du tissu de carcinome), mais que cette réaction ne doit pas être considérée comme absolument spécifique.

Il rappelle que les sérums d'individus normaux, de femmes gravides par exemple, ont donné des réactions positives en présence de tissu carcinomateux.

Un grand nombre d'auteurs reprennent cette question. Gamboroff conclut que la réaction est nettement spécifique. Le tableau suivant indique les résultats obtenus par cet auteur :

NATURE DE LA MALADIE	NOMBRE DE CAS	RÉACTION	
		positive	négative
Sérum normal................	10	0	10
Grossesse...................	22	22	0
Carcinome utérin.............	12	12	0
Sarcome de la lèvre supérieure.	2	2	0
Carcinome de la bouche.......	1	1	0
Carcinome de la lèvre inférieure	1	1	0
Epithéliome naso-labial.......	2	2	0
Carcinome du col utérin.......	1	1	0
Epithéliome du nez...........	2	2	0
Epithéliome naso-palpébral....	1	1	0
Carcinome de l'estomac........	2	2	0
Carcinome de la langue........	1	1	0
Carcinome de l'œsophage......	2	2	0
Carcinome du larynx..........	2	2	0
Epithéliome fémoral...........	1	1	0
Sarcome de l'orbite...........	1	1	0
Fibro-sarcome du fémur.........	2	2	0
Sarcome de l'avant-bras.......	1	1	0
Sarcome du maxillaire........	1	1	0
Sarcome syphilitique de la lèvre	2	1	0

Gamboroff constate que le sérum des sujets carcinomateux décompose les albumines du tissu carcinomateux, mais est sans action sur le tissu du sarcome. Il ajoute que réciproquement le sérum des malades porteurs de sarcome donne une réaction négative en présence du tissu carcinomateux et que cette réaction devient positive si on remplace ce dernier tissu par des fragments de sarcome.

Markus confirme les assertions de Gamboroff. Il utilise la méthode de la dialyse pour différencier l'épithéliome du sarcome dans les cas de cancers de l'estomac, variétés de tumeurs que cet auteur étudie spécialement.

Félix Deutsch, et Robert Kœhler, examinant les sérums de 10 femmes atteintes de carcinome, ont obtenu, en faisant agir ces sérums sur des fragments de placenta, 4 réactions positives et 6 réactions négatives ; en employant du tissu carcinomateux, ils ont constaté 10 réactions positives pour les 10 sérums carcinomateux essayés. Ces auteurs concluent également à la spécificité de la réaction.

Aschner semble lui aussi confirmer cette spécificité : 4 cas de fibromes utérins examinés en présence de fragments de carcinomes lui donnèrent 4 réactions négatives et les sérums de 11 épithéliomes utérins fournirent : 8 réactions nettement positives, 3 réactions faiblement colorées par la ninhydrine, mais négatives à l'examen polarimétrique, enfin 3 réactions faiblement positives, vérifiées par les 2 méthodes.

Cet auteur ayant également obtenu des réactions faiblement positives avec les sérums de femmes présentant des troubles de sécrétion ovarienne : 2 cas de métrite hémorragique à l'époque de la ménopause, 2 cas d'aménorrhée chez des jeunes filles chlorotiques, se demande s'il ne faut pas incriminer là quelques erreurs de tech-

nique ou bien s'il s'agit de faits normaux encore inex-
pliqués.

D'autre part, certaines expériences positives par la méthode du dialyseur, ayant donné des résultats négatifs
au polarimètre, Aschner propose de toujours contrôler
les 2 procédés l'un par l'autre.

Enfin nous avons vu plus haut qu'Aschner n'obtint
aucune réaction positive en faisant agir les sérums de
femmes carcinomateuses sur des fragments de placenta.

Epstein pour 37 cas de carcinomes signale 36 réactions positives alors que les sérums de 47 individus non
cancéreux lui fournirent 46 réactions négatives ; le sujet dont le sérum réagit positivement présentait un abcès
du foie et des lésions de tuberculose pulmonaire.

Epstein avait également expérimenté sur 18 femmes
enceintes dont 17 sérums fournirent des réactions positives avec du placenta et négatives avec du tissu de
carcinome. Le cas négatif en présence du placenta est
un avortement.

Epstein conclut que la réaction positive du cancer
semble ne jamais apparaître dans la grossesse normale.

Leger Brockmann, étudiant particulièrement les cancers du tube digestif trouve, dans tous les cas de carcinome une réaction positive, et une réaction négative
chaque fois qu'il emploie le sérum d'individus non carcinomateux.

Erpicum insiste sur les précautions à prendre avant
d'effectuer la réaction. « L'asepsie, dit-il, est d'une im-
« portance capitale si l'on veut obtenir des résultats
«sur lesquels on puisse baser un diagnostic certain. »

« La présence de microbes dans le sérum suffit pour
« provoquer dans son sein des phénomènes qui abou-
« tissent à la dialyse des produits donnant la réaction po-
« sitive caractéristique. A plusieurs reprises, dans les
« dialyseurs en expérience préparés avec tous les soins
« d'asepsie désirables, et où nous n'avions pas intro-
« duit de tissu cancéreux, nous avons provoqué des
« réactions positives en introduisant dans le sérum un
« fil de platine chargé de streptocoques, staphylo-
« coques, etc. »

Erpicum emploie comme réactif le biuret. Il a étudié
la valeur de la réaction d'abord dans 42 cas de tumeurs,
vérifiées plus tard anatomiquement.

Il y avait 33 cas de cancers comprenant : 18 cancers
du sein, 6 de l'utérus, 4 de l'estomac, 6 du pancréas et
du foie, 1 de l'œsophage, 1 de la jambe, 1 de l'intestin,
1 du cou, 1 sarcome de la cuisse. Parmi 9 cas cancéreux, 4 avaient été cliniquement diagnostiqués comme
cancers, 2 diagnostics étaient hésitants. Par contre,
parmi les cancers révélés par la réaction, pour 7 le diagnostic clinique n'avait pas été posé, pour les 2 autres
le diagnostic était flottant.

L'auteur ajoute à ces observations un certain nombre
d'autres qui furent conformes au diagnostic clinique :
51 observations avec 50 résultats exacts. Il conclut que
« la réaction d'Abderhalden a une valeur diagnostique
« indéniable, et surpasse de beaucoup en précision
« toutes les autres séro-réactions du cancer ».

Se basant sur le travail d'Erpicum, Jean Benech
(Nancy) a publié en février 1914 un « essai sur la séro-

réaction » d'Abderhalden, essai où il conclut à la spécificité exacte de la méthode.

A propos d'une femme présentant une tumeur symétrique des 2 seins on porta le diagnostic d'épithélioma. Une séro-réaction du sérum de cette malade sur des fragments d'épithélioma fut cependant négative.

Après ablation de la tumeur, on constata que ce néoplasme avait l'aspect d'un squirrhe du sein.

On prépara alors un fragment de cette tumeur et le mit en présence d'un sérum cancéreux, ayant donné précédemment une réaction positive avec un épithélioma. La réaction fut encore négative.

Or l'examen microscopique montra que la tumeur était d'origine sarcomateuse.

Les réactions avec le tissu épithéliomateux et le sérum épithéliomateux étaient donc conformes à la réalité.

L'auteur ajoute qu'il a, dans une autre série d'expériences, réussi à inactiver des sérums de malades atteints de cancer par chauffage à 58°.

Jonas semble moins affirmatif quant à la spécificité de la réaction. Dans 7 cas de carcinomes indiscutables, il compte seulement 5 réactions positives, et 2 négatives, sans que rien puisse expliquer cette divergence de résultats.

Schäfer indique seulement 15 résultats positifs pour 21 carcinomes examinés. Brücke publie que les fragments d'une tumeur enlevée à une femme de 61 ans, n'ont pas été décomposés par le sérum d'une femme portant un carcinome certainement en activité, mais ont été fortement attaqués par du sérum de femme gravide. La tumeur examinée histologiquement était un épithélioma du cordon.

Brücke conclut que les résultats positifs sont passibles de discussion, le sérum d'un néoplasme pouvant contenir d'autres ferments que celui soupçonné, ferments susceptibles de donner une réaction positive. Les résultats négatifs seuls échappent à la discussion dans les cas de tumeur.

Markus était d'avis opposé lorsqu'il constatait que de la réaction négative d'un sérum sur un tissu carcinomateux, il ne fallait cependant pas affirmer l'absence de carcinome chez le sujet.

Wimvorter, Hies et Lederer, constatent que le sérum de femmes atteintes de carcinome ou d'affections inflammatoires de l'utérus réagit positivement sur le placenta dans 4/10 des cas.

Ecalle signale également de son côté quelques réactions positives sur le placenta en employant le sérum de femmes non gravides, mais présentant des myomes, des fibromes, des épithéliomas utérins.

Nous avons vu, en terminant le chapitre sur la grossesse, que les carcinomes, les myomes « blancs comme neige » peuvent cependant encore contenir du sang. « Le tissu carcinomateux bien préparé, ajoute Abderhalden, ne doit pas être décomposé par du sérum de femme gravide. »

Or F. Frænkel et F. Heimann disent qu'après avoir expérimenté avec toutes les précautions indiquées récemment par Abderhalden dans la troisième édition de son ouvrage : *Abwehrfermente des thierischen organis-*

mus, ils ont expérimenté avec les sérums de 10 femmes gravides et de 9 femmes carcinomateuses.

_ Ils ont trouvé de nouveau : que le sérum carcinomateux décompose faiblement, mais décompose encore le placenta et que le sérum des femmes gravides décompose le placenta et le carcinome, ce dernier cependant plus faiblement que le placenta.

Ils concluent à la non spécificité de la réaction dans le carcinome. Ils doutent de la spécificité du substratum et demandent si certaines protéines du foie, du muscle, etc., ne peuvent pas le remplacer.

Ils demandent enfin si la réaction du carcinome est positive dès le début de l'affection, avant même qu'aucun signe clinique ait révélé la présence de la tumeur.

Mais Abderhalden indiquant lui-même que certains placentas sont décomposés par des sérums de femmes carcinomateuses, les expériences ci-dessus ne prouvent pas l'impossibilité de préparer un placenta ou un carcinome donnant des réactions correctement spécifiques.

En février 1914, il ajoute que de nouvelles recherches lui ont démontré qu'il faut avoir grand soin, dans la préparation des organes cancéreux, d'enlever soigneusement toute la muqueuse.

Depuis cette date, on relève encore un certain nombre de communications sur le séro-diagnostic du cancer.

Fasiani estime, d'après ses résultats que dans 96 °/₀ des cas la réaction est positive néanmoins la spécificité ne lui en semble pas démontrée.

Hermann, Frisch, et tout récemment Lampé, Stephan, Frænkel, Guggenheimer, Pincussohn, Deetjen, Natthes et Meyer-Betz constatent au 31ᵉ Congrès allemand de Médecine interne à Wiesbaden que la méthode d'Abderhalden appliquée au diagnostic du cancer n'est pas encore d'une utilisation pratique courante.

Ce procédé est encore sujet à trop de causes d'erreurs, mais il n'est pas douteux que sa mise au point présenterait un intérêt capital en permettant les diagnostics précoces.

APPLICATION DE LA RÉACTION D'ABDERHALDEN AU DIAGNOSTIC DES MALADIES NERVEUSES

Abderhalden, en 1912, avait constaté une réaction positive intense du sérum sur le placenta dans 2 cas d'éclampsie puerpuérale, mais il n'avait pas poussé plus loin ses recherches, et, comme on l'a dit depuis, « lui-même alors n'insistait pas suffisamment sur ce fait important ».

Nous avons déjà vu précédemment comment après avoir vérifié la méthode de diagnostic normal de la grossesse, les auteurs avaient été amenés à étudier la pathologie de la grossesse et nous ne reviendrons pas ici sur les modalités de la névropathie gravidique : tétanie, vomissements incoercibles, éclampsie. Nous savons déjà que Lichtenstein, Aschner, Jaworsky ont étudié les réactions sériques dans ces cas. Nous ne ferons que rappeler les guérisons obtenues par Freund, Le Lorier, Fieux et Dantin, Viannay.

Les recherches se sont étendues, et nous allons voir comment les auteurs partant de ces données ont porté leurs investigations sur presque toutes les entités morbides de la pathologie nerveuse ou **glandulaire** et de la psychiatrie.

Considérons maintenant, en détail, chaque affection. Parmi les troubles nerveux d'origine bien déterminée, vérifiée par la thérapeutique, les affections des glandes à sécrétion interne : thyroïde, ovaire, surrénales, dont la déficience ou l'hyperfonctionnement déversent dans le sérum des matériaux étrangers, devaient, dès le début, solliciter les expériences.

Les disthyroïdies, plus anciennement connues : goitre endémique, myxœdème, maladie de Basedow ont été l'objet de toute une série de recherches. Les auteurs, Fauser le premier, ont essayé les sérums de ces malades en les mettant en présence, dans le dialyseur, de fragments de corps thyroïde ; puis, se basant sur la synergie fonctionnelle des glandes vasculaires entre elles, en présence de fragments d'ovaire, de testicule, de thymus.

En procédant ainsi Fauser constate que le sérum des Basedowiens réagit positivement sur le corps thyroïde atteint de maladie de Basedow, alors qu'il ne produit aucune action sur le corps thyroïde normal. Nous verrons plus loin comment cet auteur, étudiant les réactions sériques des psychoses vis-à-vis des glandes à sécrétions internes, trouvera souvent des résultats tels que Munzer a écrit : « Les travaux de Fauser et de ceux qui l'ont suivi permettent à présent d'employer, en psychiatrie, une thérapeutique opothérapique vraiment scientifique. »

Bauer, continuant les recherches de Fauser, expérimente sur le goitre endémique. Il obtient une réaction positive en employant des fragments de corps thyroïde normal et du sérum de goîtreux. Il remarque, en outre, que cette réaction demeure positive s'il remplace le sérum des goitreux par le sérum d'individus sains, indemnes de toute lésion thyroïdienne en apparence, mais habitant une région où le goitre existe à l'état endémique.

Il constate également que si on fait ingérer de la thyroïdine à un sujet dont le sérum ne présente auparavant aucun pouvoir vis-à-vis de la glande thyroïde, ce sérum acquiert la faculté de décomposer la glande thyroïde, et de donner alors une réaction positive.

On peut interpréter ainsi ces résultats : entre 2 syndromes thyroïdiens nets, classés, ayant une symptomatologie bien définie, le myxœdème et la maladie de Basedow par exemple, peuvent se placer tous les cas d'hypofonctionnement ou d'hyperfonctionnement de la glande, dysthyroïdies susceptibles d'évoluer sans grands spectacles, dans certains cas révélées seulement par une trouvaille de laboratoire ou d'autopsie.

Les habitants d'une région où sévit le goitre endémique peuvent, à des degrés différents, être porteurs de lésions thyroïdiennes, fait qui explique certaines réactions positives de Bauer. Il semble que dans ces cas la réaction d'Abderhalden soit un témoin plus délicat que l'organisme lui-même, organisme capable de supporter sans troubles pathologiques appréciables des transformations humorales décelables seulement par le dialyseur.

Dans le tableau suivant Bauer expose les résultats de ses recherches. Il a noté soigneusement les troubles caractéristiques de chaque individu examiné par lui :

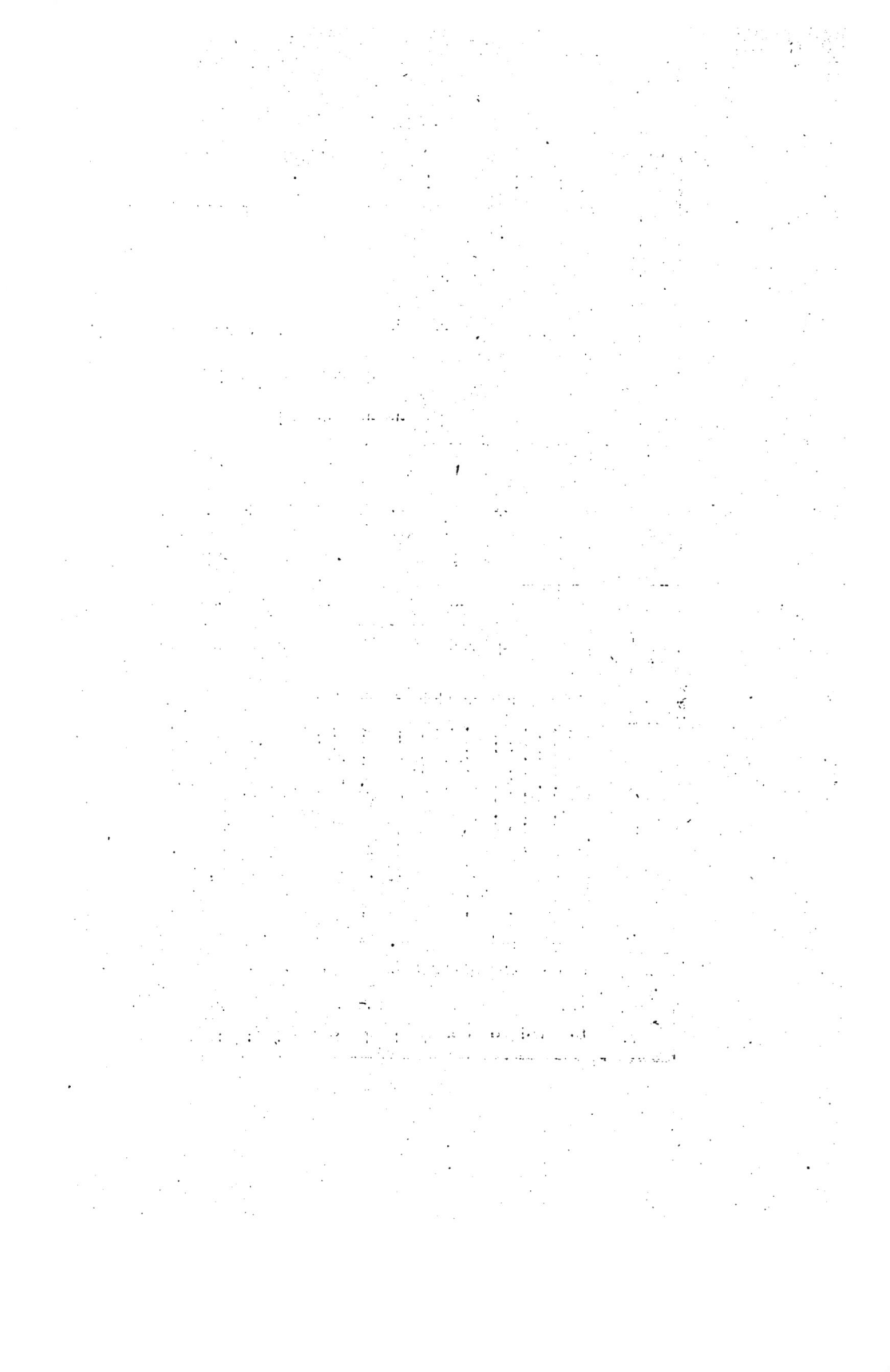

N°ˢ	SEXE Hommes	SEXE Femmes	Age	Maladie	Thyroïde	Goître colloïde	Thymus	Hypophyse	Ovaire	Testicule	Pancréas	Surrénale	Foie	Rein	Muscle	Sang (albumine du)
1	h.		35 ans	Goître crétinoïde........	+					—						
2		f.	40 —	Goître..............	+								—	—		
3		f.	28 —	Goître diffus..........	+	+							—	—		—
4		f.	45 —	Goître..............	+	+							—			
5		f.	61 —	Goître..............	+											
6		f.	35 —	Goître..............	+	+ (trace)			+						—	
7		f.	32 —	Goître crétinoïde........	+	+										
8		f.	31 —	Goître parenchymateux.	+	+	+	—		—						
9		f.	18 —	Goître parenchymateux.	+							—	+	+		+
10		f.	60 —	Artériosclérose........	+								+ (trace)	+ (trace)		—
11		f.	18 —	Goître parenchymateux.	+				+		+		+	+		+ (trace
12	h.		35 —	Achylie gastrique......	+ (trace)						+	+	+ (trace)			
13	h.		55 —	Pellagre et psoriasis....	+						+	+				
14		f.	44 —	Goître..............	+		+				+		+		—	
15		f.	19 —	Tuberculose cavitaire ..	+		+						+		+ (trace)	
16		f.	17 —	Goître parenchymateux.		+			+ (trace)			—	+		—	
17		f.	15 —	Goître parenchymateux.	—	+ (trace)			+				—			
18	h.		47 —	Syphilis du foie et goître.	+	+		+ (trace)		—		—	+			
19		f.	68 —	Artério-sclérose........	+	+				—			+			
20		f.	35 —	Hystérectomie........ .	+	+			+	—			+			
21		f.	21 —	Goître parenchymateux.	+				+	—					—	
22		f.	14 —	Atrophie muscul. progr.			+		+	+					+	
23	h.		67 —	Phtisie sénile......	—		+					+			+	

N°°	Hommes	Femmes	Age	Maladie	Thyroïde	Goitre colloïde	Thymus	Hypophyse	Ovaire	Testicule	Pancréas	Surrénales	Foie	Rein	Muscle	Sang (albumine du)
24		f.	40 ans	Rhumatisme de Poncet.	—		+					+ (trace)			+ (trace)	—
25	h.		53 —	Tumeur de l'hypophyse.	—											
26		f.	49 —	Obèse	—	—		+ / —	+	+	—	—	—	—		
27		f.		Thyroïdectomie	—				+							
28		f.	24 —	Goitre	—				+				+			
29		f.	24 —	Hystérie	—	—			+							
30		f.	36 —	Goitre	—	—	—		+							
31	h.		62 —	Néphrite chronique	—					—					—	—
32		f.	21 —	Néphr. subaiguë et goitre.	—							+	+	+		—
33		f.	39 —	Ictère						—		—	+			—
34	h.		20 —	Néphrite hémorragique.									—	+ (trace)		+
35		f.	36 —	Goitre	—											
36		f.	41 —	Estomac en sablier									—		+ / —	
37		f.	43 —	Néphrite chronique			—	—	—				—	—		+
38		f.	20 —	Goitre	—									—		
39	h.		26 —	Goitre	—									—		
40	h.		36 —	Démence précoce						—						
41	h.		30 —	Démence. Syphilis						—						
42		f.	26 —	Tuberculose									—			—
43		f.	30 —	Urticaire	—							.		—		
44		f.	35 —	Psoriasis										—		
45		f.	36 —	Psoriasis	—	—										
46	h.		40 —	Alcoolisme	—	—										
47	h		28 —	Goitre vasco-parench.	—	—					—	—				
48		f.	20 —	Goitre	—	—					—	—				
49		f.	26 —	Goitre		—										
50		f.	24 —	Hystérie		—	—			—						

Nous n'indiquons ici que les caractéristiques cliniques des malades atteints de troubles thyroïdiens. Pour les autres, les points essentiels de leur histoire seront exposés dans les chapitres traitant de leur affection principale.

1) Goître crétinoïde. Diminution de l'ouïe, diminution de l'intelligence. Nystagmus.

2) Goître. Intelligence modérée. Anémie.

3) Goître diffus. Pigmentation brune du visage.

4) Goître. Diminution de l'ouïe. Achylie.

5) Goître.

6) Goître, hystérie. Abondante pilosité pubienne.

7) Goître crétinoïde.

8) Goître parenchymateux comprimant légèrement la trachée. Matité du thymus.

9) Goître parenchymateux. Nystagmus. Néphrite subbaiguë. Anémie. Foie gras.

13) Goître parenchymateux, polyarthrite rhumatismale, anémie grave, traces d'albumine.

14) Goître. Léger tremblement. Matité du thymus. Sur 100 grammes de glucose ingérés 1 à 12 grammes rejetés.

16) Goître parenchymateux. Règles irrégulières. Pigmentation brune de la peau. Glycosurie.

17) Goître. Chlorose. Pas encore réglée. Faible pilosité axillaire et pubienne. Nervosisme.

20) Hystérectomie double à la suite d'un pyosalpynx. Goître. Matité du thymus. Pilosité normale.

21) Goître parenchymateux. Nystagmus, matité du

thymus. Pas de poils axillaires. Premières règles à
16 ans; irrégulières depuis.

27) Thyroïdectomie, neuf semaines avant la réaction.
Règles depuis l'âge de 16 ans toujours faibles et irrégulières.

28) Goître. Hystérie. Règles normales.

30) Goître. Endocardite chronique. Anémie grave depuis deux ans. Epistaxis fréquentes depuis huit ans.
Pas de matité du thymus. Premières règles à 12 ans
toujours normales.

35) Goître. Atrophie musculaire. Aucun symptôme
d'intoxication thyroïdienne.

38) Goître, nystagmus, hystérie.

39) Goître.

47) Goître. Intoxication thyroïdienne. Tachycardie.
Tremblement, exophtalmie, glycosurie alimentaire.

49) Hystérie avec thyroïde légèrement augmentée.

On voit que Bauer a placé dans le dialyseur, avec les
sérums des goîtreux, non seulement des fragments de
corps thyroïde, mais aussi du thymus, de l'hypophyse,
de l'ovaire, du testicule, etc...

Lampé et Fuschs expérimentent à la fois sur le goître
endémique, sur le myxœdème et sur la maladie de Basedow.

	N°ˢ des expériences	Glande thyroïde normale	Thyroïde dans les maladies de Basedow	Ovaire	Thymus	Testicule
Maladie de Basedow	1.............	—	+	+	+	+
	1. Après traitement	+	—	—	+	»
	2.............	»	+	»	+	»
	3.............	»	+	+	+	»
	4.............	»	+	+	+	»
	5.............	—	+	+	+	»
	6.............	+	+	+	+	»
	6. Après traitement	+	+	+	+	»
	7.............	»	+	+	+	»
	8.............	»	+	»	—	+
	9.............	+	+	—	—	»
	10.............	»	+	+	»	»
	11.............	+	»	»	+	»
	12.............	»	+	—	+	—
Maladie de Basedow fruste	13.............	+	+	+	+	—
	14.............	—	»	+	—	—
	15.............	»	+	+	+	—
	16.............	+				—
	17.............	+	+	+	+	»
	18.............	+	+	»	+	»
	19.............	+	+		—	
	20.............	Aucune conclusion à en tirer, le sérum seul ayant suffi à donner la réaction				
	21 ⎱ diagnostic	»	—	—	—	»
	22 ⎰ incertain	de même				
	23	de même				
Myxœdème	24.............	+	+	»	»	»
	25.............	+	»	»	»	»
Goitre endemique	26.............	+	+	»	—	—
	27.............	+	—	—	—	»
	28.............	+	»	—	—	»
	29.............	+	—	»	»	»
	30.............	+	—	»	»	»
	31.............	+	—	»	+	—
	32.............	+	—	—	»	»
	33.............	+	—	»	»	»
	34.............	+	—	»	»	»
	35.............	—	+	—	+	—

	THYROÏDE NORMALE		THYROÏDE DES MALADIES DE BASEDOW		OVAIRE		THYMUS		TESTICULE	
	Nombre d'essais	Pourcentage de succès	Nombre d'essais	Pourcentage de succès	Nombre d'essais	Pourcentage de succès	Nombre d'essais	Pourcentage de succès	Nombre d'essais	Pourcentage de succès
		%		%		%		%		%
Maladie de Basedow.....	5	60	11	100	9	78	12	83	4	50
Maladie de Basedow fruste	6	83	5	100	5	80	6	66	4	0
Myxœdème..............	2	100	1	100	—	—	—	—	—	—
Goitre endémique........	10	10	9	22	5	0	7	28	3	0

Devant ces résultats Lampé et Fuschs concluent que le sérum des Basedowiens agit toujours sur les glandes thyroïdes atteintes de maladie de Basedow et exceptionnellement sur les glandes thyroïdes normales. La dysthyroïdie provoque donc la sécrétion et le passage dans le sang de substances anormales. Ils remarquent également dans un grand nombre de cas, l'action positive du sérum des Basedowiens sur le thymus et sur les glandes génitales.

Chez les myxœdémateux, la réaction est positive avec la glande thyroïde normale seulement.

Dans le goître endémique, la réaction est toujours positive avec la glande thyroïde normale, sauf 1 cas (35).

Les troubles des myxœdémateux et des goitreux sont donc d'une espèce différente des troubles des Basedowiens puisqu'ils semblent n'avoir aucune action sur les glandes génitales.

Fauser s'adressant aux mêmes affections indique des réactions positives obtenues en faisant agir du sérum de Basedowiens sur des fragments de glande thyroïde atteinte de maladie de Basedow.

Mayer, Bundschuh, Hans Rœner, J. Fischer et Wegener qui ont répété ces expériences confirment les conclusions de Fauser.

Lampé et Papazolu constatent également l'action du sérum de malades basedowiennes sur l'ovaire. Ils obtiennent en effet 5 réactions positives dans ces conditions, pour 7 cas examinés.

Le tableau suivant indique les résultats de leurs expériences :

Numéros des expériences	Nature des maladies	Glande thyroïde normale	Glande dans maladie de Basedow	Ovaire	Foie	Testicule	Placenta	Thymus dans maladie de Basedow
1	Maladie de Basedow........	+		+	−	−		
2	Mal. de Basedow et grossesse	+		+			+	
3	Maladie de Basedow. Tabès.	−	+	+				−
4	Maladie de Basedow......	−	+	+				−
5	Maladie de Basedow.......	−	+	+				−
6	Maladie de Basedow.......	−		−				+
7	Maladie de Basedow.......	−	+	−				+

Nous constatons, d'après les travaux de Lampé et Fuschs, de Lampé et Papazolu, que le sérum de malades porteurs de lésions thyroïdiennes peut réagir positivement si on le place dans le dialyseur en présence de fragments de thymus.

Dans ces conditions, nous voyons que pour la maladie de Basedow on obtient 88 °/₀ de réactions positives, pour le Basedow frustre 68 °/₀, et 28 °/₀ pour le goître endémique. Par contre, on ne signale que des réactions négatives en employant du sérum de myxœdémateux.

Ces chiffres permettraient de supposer, dans certains cas pathologiques, une involution du thymus beaucoup plus longue que celle indiquée habituellement. On pourrait même attribuer à cet organe un rôle dans des troubles de sécrétions internes, la maladie de Basedow, le goître endémique (pour ne s'en rapporter qu'à l'expérimentation) troubles dans lesquels la glande thyroïde était seule incriminée.

Karl Kolb remarque que dans la plupart des morts survenant au cours d'opérations lors de maladie de Basedow, on a trouvé à l'autopsie le thymus hyperplasié.

Devant ces faits, il conclut que l'abstention chirurgicale doit être la règle, chaque fois qu'on soupçonne qu'une hyperplasie du thymus complique un goître exophtalmique.

Or, la percussion, la radioscopie, ne suffisent pas toujours pour révéler la persistance du thymus. C'est pourquoi Kolb conseille de recourir à la réaction d'Abderhalden.

Kolb essaie de différencier ces deux entités souvent confondues : la persistance du thymus et l'hyperplasie de cet organe.

Melchior, par exemple, dit-il, considère ces 2 phé- nomènes comme identiques. Or, il y a une importance capitale à délimiter nettement ces deux conceptions.

Le thymus persistant est un organe n'ayant pas suivi sa régression normale. Walder prétend d'ailleurs que cette régression n'est jamais parfaite ; même chez les sujets âgés on trouve un corpuscule rétro-graisseux appartenant au thymus. Le thymus persistant garde le poids et les dimensions qu'il présente au moment de sa plus grande activité : 25 grammes.

Dans l'hyperplasie, au contraire, le poids et les dimensions du thymus augmentent 40, 60, jusqu'à 80 grammes.

Rolleston signale chez un garçon de 6 ans un thymus de 310 grammes.

Kolb a vérifié que jamais le sérum d'individus nor- maux ne réagit dans le dialyseur sur des fragments de glande thyroïde normale et de thymus. Dans ces condi- tions Lampé et Papazolu ont obtenu les mêmes résultats négatifs.

D'autre part, avec des sérums d'individus jeunes, bien portants, chez lesquels le thymus était en régression, on a encore constaté l'absence de réaction de ces sérums, dans le dialyseur, en présence de fragments de thymus normal.

On peut donc vraisemblablement affirmer qu'un thy-

mus normal persistant fournit une réaction d'Abderhalden négative.

Chez les Basedowiens l'hyperplasie du thymus est
très fréquente. Kolb a examiné 19 Basedowiens dont
6 peu atteints et 13 présentant la symptomatologie complète du goître exophtalmique. Dans tous les cas où il
y avait hyperplasie du thymus (confirmée soit par l'autopsie, soit par la radioscopie), la réaction du sérum
avec le thymus fut toujours positive.

Le Dr Helen Deutsch, au cours de 36 expériences sur
de jeunes sujets atteints d'affections diverses: épilepsie,
hystérie, maladies de cœur, pneumonie, tuberculose
(voir tableau page 86), et sur un enfant normal âgé
de 16 ans, a toujours trouvé, sauf dans 2 cas, des réactions positives des sérums vis-à-vis du thymus.

Le tableau suivant détaille ces expériences :

N°s	Homme	Femme	Age	Maladie	Thymus	Thyroïde	Ovaire	Testicule	Surrénale	Hypophyse	Sérum seul
1		f.	13 ans	Normal	+	—	—	—	+	—	—
2	h.		10 —	Epilepsie	+	—	—	—	+		—
3	h.		12 —	Maladie de cœur	+	—	—	—	—		—
4	h.		7 —	Polyomyélite	+	—	—	—	+		—
5		f.	12 —	Epilepsie	+	—	—	—	+		—
6		f.	7 —	Emission nocturne d'urine	+	—	—	—	—		—
7		f.	12 —	Hystéro-épilepsie	+	—	+	—	—		—
8		f.	12 —	Chorée	+	—	—	—	—		—
9		f.	9 —	Albuminurie	+	—	—	—	—		—
10	h.		8 —	Hystérie	+	+	—	+	—	—	—
11		f.	15 —	Tuberculose ganglionnaire	+	—	—	—	—		—
12		f.	»	Tuberculose chronique	+	+	—	+	—		+
13	h.		6 —	Idiotie	+	+	—	+	—		—
14		f.	11 —	Maladie de cœur	+	—	—	—	—		—
15		f.	7 —	Normale	+	—	—	—	—		—
16	h.		5 —	Normal	+	—	—	+	—		—
17	h.		9 —	Normal	+	—	—	+	+		—
18		f.	11 —	Albuminurie	+	—	—	+	—		—
19	h.		8 —	Chlorose. Léger goitre	+	+	—	—	—		—
20		f.	12 —	Maladie de cœur	+	—	—	—	+		—
21		f.	9 1/2	Tuberculose pulmonaire	+	+	—	+	+		—
22		f.	10 —	Pneumonie	+	+	+	+	+		—
23	h.		4 —	Fongus	—	—	—	—	—		—
24		f.	14 —	Tuberculose pulmonaire	+	—	—	—	—		—
25		f.	12 —	Pneumonie	+	+	+	+	+		+
26		f.	»	Tuberculose osseuse	+	—	+	—	—		—
27	h.		6 1/2	Spondylose	+	—	—	+	—		—
28		f.	6 —	Péritonite tuberculeuse	+	—	—	—	—		—
29		f.	12 —	Epilepsie	+	—	—	—	—		—
30		f.	12 —	Chorée	+	—	—	—	—		—
31		f.	9 —	Albuminurie	+	—	—	—	—		—
32	h.		11 —	Déséquilibre moral. Onanisme	+	—	—	—	—		—
33		f.	13 —	Bronchiectasie. Léger goitre	+	—	—	—	—		—
34	h.		10 —	Epilepsie	+	—	—	—	+		—
35	h.		12 —	Paralysie. Dystrophie génitale. Habitus féminin	—	—	—	—	—		—
36		f.	5 —	Péritonite tuberculeuse subfébrile	+	—	—	+	—		—

Deutsch a également constaté 51 réactions positives
en faisant agir sur le thymus les sérums de 53 individus
(de 17 à 70 ans), ne présentant aucune lésion organique
appréciable.

Abderhalden lui-même s'est intéressé à la question
des goîtres. Il annonce en décembre 1913 qu'il va pu-
blier les résultats obtenus en examinant les sérums de
30 malades atteints de goître exophtalmique et les sérums de malades paralytiques.

A côté de ces névroses dues à la lésion des glandes
à peu près bien déterminées, nombre d'auteurs ont été
tentés d'expérimenter la valeur de la réaction d'Abderhalden dans l'épilepsie, à propos de laquelle ont été
tour à tour incriminés, entre autres causes, des vicia-
tions fonctionnelles des glandes sexuelles, du corps thyroïde, de l'hypophyse.

L'énorme influence sur l'épilepsie de la puberté, de
la menstruation, de la gravidité, phénomènes reten-
tissant immédiatement sur les glandes à sécrétion interne, semblent bien indiquer que dans certaines conditions anormales, ces organes déversent dans le sang des
produits étrangers, nocifs, non assimilables sans troubles.

J. Fischer a pensé qu'il existait un ferment spécifique
de l'épilepsie. Faisant agir du sérum d'épileptique sur
des fragments de cerveau, il a trouvé quelques réactions
positives. Mais il déclare qu'il n'a obtenu aucun résultat
lui permettant de conclure.

Théobald a expérimenté sur 17 épileptiques : 13 hommes et 4 femmes. Il a placé leurs sérums dans le dialyseur en présence de fragments de substance cérébrale

corticale, de fragments d'ovaires et de testicules et de fragments de corps thyroïde. Il constate : 5 réactions nettement positives avec la substance cérébrale et 4 très faiblement positives.

Avec les glandes génitales il note 4 réactions positives et une réaction faiblement positive ; avec le corps thyroïde, une seule réaction positive et 2 réactions très faiblement positives.

Binswanger constate que le sérum de l'épileptique donne, avec du cerveau d'épileptique, dans 60 °/₀ des cas une réaction positive.

Urstein publie que ses expériences avec des fragments de cerveau épileptique confirment l'exactitude de la réaction, mais il insiste sur ce fait que le laboratoire ne doit pas faire négliger l'examen clinique du malade ; il conseille de dépister soigneusement chaque stigmate d'épilepsie et de ne pas s'en rapporter uniquement à une réaction positive ou négative.

Kafka faisant agir sur du cerveau du sérum pris chez un épileptique pendant la crise trouve une réaction positive. Ce même sérum agit également positivement sur la glande thyroïde et sur l'ovaire.

Mayer (voir tableau, page 98 et 99) publie dans un cas d'épilepsie une réaction positive avec la glande thyroïde, une réaction positive avec l'ovaire, et une réaction négative avec des fragments de substance cérébrale normale. Dans une publication plus récente, cet auteur confirme les résultats obtenus par Binswanger dans l'épilepsie.

H. Deutsch (voir tableau, page 89) cite 3 cas d'épilepsie.

Chez le sujet 5, elle obtient 2 réactions positives : 1 avec le thymus, 1 avec les capsules surrénales. Chez le sujet 29, elle ne constate de réaction positive qu'avec le thymus. Le sérum du sujet 34 réagit positivement en présence de fragments de thymus et de capsules surrénales.

André Leri et Ch. Vurpas ont cherché les ferments destructeurs de l'albumine cérébrale dans le sérum de 25 épileptiques. Ils constatent 15 réactions positives et 10 réactions négatives, obtenant ainsi le même pourcentage que celui annoncé par Biswanger.

Il existe donc fréquemment des ferments anti-cerveaux dans les sérums des épileptiques.

Il est encore impossible de déterminer le rapport entre la présence de ces ferments et la proximité d'une crise ou la ténacité de l'affection.

Binswanger croyait que la réaction positive se maintenait toujours dans ce sens les jours qui suivent une crise (15 dans certains cas). Or les auteurs se sont assurés que la réaction est indépendante de toute crise.

Obregia et Pitulesco examinant 20 malades constatent : 6 fois une réaction positive de leurs sérums sur l'écorce cérébrale, 6 fois une réaction positive sur le corps thyroïde, et 4 fois seulement une réaction positive avec les glandes génitales.

Ils ajoutent qu'ils n'ont pas de « cas démonstratifs de la relation de causalité établie par Binswanger entre l'accès épileptique et la période intervalle d'une part, et la réaction positive ou négative de l'autre ».

Binswanger pensait également que, à distance d'une crise, la réaction était négative dans l'épilepsie « dyna-

mique » constitutionnelle, peu grave, et positive dans
l'épilepsie organique grave.

Léri et Vurpas observent que les résultats de la
réaction n'ont aucun rapport avec le nombre et l'intensité des crises, comme avec l'âge du malade, la date du
début de l'ancienneté de la maladie. Les troubles mentaux semblent cependant plus fréquents dans les cas où
la réaction est positive ; à ce point de vue la réaction
aurait peut-être une valeur pronostique.

Il est encore impossible d'après ces auteurs d'affirmer
la spécificité de la réaction.

Maintenant vont être abordées l'étude des paralysies,
des névrites, des troubles mentaux imputables à la syphilis, des diverses formes de démence relevant de la
psychiatrie.

Golla examinant 58 sérums pris à des sujets atteints
de maladie du cerveau ou la moelle trouve presque
constamment une réaction positive dans la paralysie
non seulement en plaçant dans le dialyseur des fragments de tissu cérébral, mais aussi d'autres organes :
foie, reins, testicule, ovaire.

Mayer (voir tableau, page 98 et 99) a expérimenté sur
8 paralytiques. Il signale 8 réactions positives avec la
substance cérébrale, 2 réactions positives avec le corps
thyroïde normal, 4 avec le testicule, 3 avec le cerveau,
2 avec le foie de veau.

Ahrens étudiant les névrites, la syringomyélie, l'atrophie musculaire d'origine spinale, trouve des réactions
positives avec des fragments de cerveau.

Otto Schültz conclut que ses recherches ne donnent

pas des résultats assez probants pour permettre des conclusions certaines.

Fauser et Schiff expérimentent sur la syphilis et les affections nerveuses parasyphilitiques. Ils utilisent des fragments de cerveau et du sérum de malades atteints de syphilis. Fauser obtient quelques résultats positifs dans la méningite syphilitique, le tabès, la paralysie générale et confirme ses résultats dans plusieurs notes.

Schiff tout en publiant quelques réactions positives semble peu affirmatif quant à la spécificité de la réaction.

Dans le même ordre de recherches il faut citer l'intéressante publication d'Obregia et de Pitulesco.

Ces auteurs examinent 24 cas de paralysie générale. Ces cas se répartissent en trois groupes.

1° Malades à la période d'état (15 malades). On essaye la réaction des sérums sur :

a) *Ecorce cérébrale :*

    8 fois positive ;

    5 fois faiblement positive ;

    2 fois négative.

b) *Corps thyroïde :*

    3 fois positive ;

    7 fois faiblement positive

    5 fois négative.

c) *Glandes génitales :*

    4 fois positive ;

    11 fois négative.

2° Malades dans l'état de marasme paralytique (5 malades). La réaction est inconstante avec l'écorce cérébrale. La réaction ayant été très faiblement positive 2 fois sur 5.

3° Malades dans un état stationnaire depuis des années (4 malades). La réaction avec l'écorce cérébrale est négative chez les 3 premiers et positive chez le dernier. Or dans les 4 premiers cas la réaction de Wassermann était également négative ; elle était positive dans le dernier cas. Les auteurs ont encore essayé dans ces cas les réactions du liquide céphalo-rachidien sur l'écorce cérébrale. Ils n'ont obtenu aucune réaction. Concentrant ensuite le liquide par distillation dans le vide au-dessous de 30 degrés, ils ont réduit son volume de 30 centimètres cubes à 6 centimètres cubes. Les résultats ont été également négatifs.

Enfin, faisant agir le liquide ainsi concentré sur des plexus choroïdes, les résultats de la dialyse ont été 3 fois faiblement positifs sur 5 cas. Le liquide céphalo-rachidien ne semble donc pas contenir de ferments de défense, ou s'ils existent, c'est en quantités très minimes.

Kafka examine des sujets dont 4 présentent des troubles graves, et un autre une méningite syphilitique. Il trouve une réaction positive dans ce dernier cas, en faisant agir le sérum sur la substance cérébrale ; il ajoute que pour les autres cas ses résultats ne peuvent être concluants, les psychoses présentées par les 4 syphilitiques semblant être distinctes de leur affection.

L'étude de la démence précoce fournit à Neue un tra-

vail fort intéressant. Cet auteur examine d'abord les sérums de 14 hommes présentant cette affection, 11 d'entre
eux réagissent positivement avec le testicule, 2 réagissent
sur le corps thyroïde. Ces 14 sérums placés dans le dialyseur en présence de substance cérébrale donnent
13 réactions positives ; la réaction négative est un cas
de démence précoce non modifié depuis des années. Ce
sérum donne d'ailleurs une réaction positive avec le
corps thyroïde.

Chez 12 démentes précoces, 8 sérums réagissent positivement avec l'ovaire, 1 seul donne une réaction positive avec le corps thyroïde ; 2 réagissent à la fois sur
l'ovaire et sur le thyroïde. Le dernier sérum seul ne donna
aucune réaction.

L'auteur ajoute qu'il aurait désiré essayer sur l'ovaire
les réactions du sérum des hommes et sur le testicule,
les réactions sériques des femmes. Il n'a encore pu réa-
liser ce projet faute de matériel suffisant.

14 sérums de sujets atteints de démence paralytique
fournissent sauf une exception (paralysie ancienne ayant
débuté par une crise épileptiforme), des réactions positives en présence de fragments de substance cérébrale,
de testicule, de foie, de pancréas et surtout de rein.

Par contre, de 7 malades atteints de paralysie progressive, un seul a fourni un sérum décomposant le cerveau.

Le sérum d'une femme atteinte de démence sénile dé-
composa des fragments d'ovaire, d'utérus, mais ne réagit
pas vis-à-vis de thyroïde et de testicule.

Neue ajoute que les sérums de 9 individus sains de

20 à 25 ans ont décomposé les uns des fragments de foie, de thyroïde, les autres des fragments de rein, de pancréas, d'autres enfin ont agi sur la substance cérébrale.

Bauer (consulter tableau, pages 78 et 79) ne trouve aucune réaction sérique dans les 2 cas de démence précoce examinés par lui : cas 40 et cas 41.

Kafka présente 70 cas. Il commence par expérimenter sur 17 individus normaux. Il place leurs sérums en présence de cerveau, de glandes à sécrétion interne, de foie, de rate, de prostate, de pancréas et ne constate que 2 réactions, encore sont-elles faiblement positives vis-à-vis de la rate.

Il examine ensuite 25 malades atteints de démence précoce. Il trouve la réaction d'Abderhalden positive en faisant agir ces sérums sur des fragments de cerveau. Il signale en plus un cas de réaction positive en employant des fragments de capsules surrénales.

Kafka rappelle enfin ses recherches dans 4 cas de manie dépressive, un cas d'acromégalie, un cas de maladie de Basedow, un cas de tumeur de l'hypophyse (réaction positive en faisant agir le sérum sur des fragments d'hypophyse) 1 cas d'idiotie, quelques paralysies et « maladies nerveuses douteuses ».

Mayer étudie la démence précoce, l'hébéphrénie, la stupeur, l'alcoolisme, la manie, la mélancolie. Les tableaux suivants indiquent les réactions sériques d'affections nerveuses classiques sur la substance cérébrale, le corps thyroïde normal, l'ovaire, le testicule, le foie, les surrénales et même le testicule de veau.

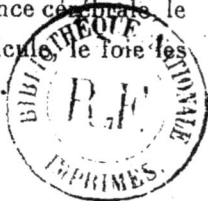

Diagnostic	Sérum seul	Substance cérébrale corticale	Thyroïde normal	Goitre	Testicule	Ovaire	Foie	Surrénales	Testicule de taureau	Substance cérébrale	Rein
Démence précoce. Cas aigu	−		+		+						
Même cas, 2 sem. après.	−	+	−		+	−	−				
Même cas, 2 semaines plus tard	−	+	+		+				+		
Cas chronique	−	+			−	+					
Cas aigu	−	+			+		+				
Troubles de sécrétions glandulaires	−	−	+		−	+	+				
Hébéphrénie	−	+	+		+	−	−				
Stupeur	−	+	+		+						
Etat terminal	−	+	+		+						
Etat chronique	−	−	+		+						
Après plusieurs mois de stupeur	−	+	−		+	−			+		
Même cas, 8 jours plus tard	−	+	−		+	−					
Cas aigu	−	+	−		+	−					
Hébéphrénie	−	+	+		+	−					
Hébéphrénie	−	+	+		+	−	−				
Alcoolique avec syndrome de Korsakow	−	−	−				+		+		
Traumatisé avec syndr. Korsakow	−	−	−				−				
Hypomanie	−	−	−							−	
Manie	−	−	−							−	
Dépression	−	−	−				−			−	
Dépress. avec diabète	−	−	−				+			−	
Mélancolie	−	−	−				−			−	
Mélancolie	−	−	−				−			−	−

Diagnostic	Sérum seul	Substance cérébrale corticale	Thyroïde normal	Goître	Testicule	Ovaire	Foie	Surrénales	Testicule de veau	Substance cérébrale	Rein	Cerveau de veau	Foie de veau
Paralysie....	−				+					+			
Paralysie....	−						+			+		+	+
Paralysie....	−		+		+					+			
Paralysie....	−		−		−		+			+			
Paralysie...	−				+		−		−	+		+	−
Paralysie....	−						+			+			
Paralysie....	−		+		−		+			+			
Paralysie....	−		−		+		+			+		+	+
Syphilis cérébrale.....	−		−		−		+			+	−		
Alcoolisme..	−		−		−		−			−			
Alcoolisme..	−		−		−		−			−			
Psychopathie	−		−		−		−			−			
Psychopathie	−		−		−		−			−			
Paralysie agitante.....	−		−		−		−	+		−			
Encéphalomalacie...	−		−		−					−			
Maladie de Basedow..	−		−		−	+	−	+					
Démence sénile......	−		+	+	−		−	−		+			
Paranoïa....	−		−		−		−			−			
Maladie pluriglandulaire......	−		−		−		−	−		−			
Epilepsie ...	−		+		+		−	−		−			
Démence précoce......	−		−		−		−			−			

Hauptmann a trouvé que la réaction du sérum sur la substance cérébrale est toujours positive dans la démence précoce, mais que cette réaction varie de jour en jour dans la forme catatonique.

Hans Rœmer, Wegener, Aschner accusent également des résultats positifs. Fauser conclut que la réaction sur la substance cérébrale semble toujours être positive dans la démence précoce, alors qu'elle est toujours négative dans les psychoses périodiques.

Fauser dès 1912 présentait les résultats de ses expériences dans 52 cas de démence précoce. En 1913, il publie 55 cas nouveaux.

Dans ses expériences Fauser trouve non seulement des réactions positives des sérums sur la substance cérébrale, mais encore sur les glandes génitales, les sérums de femmes réagissant sur l'ovaire, les sérums d'hommes sur le testicule. Fauser ajoute que, par contre, il n'a jamais vu les sérums de déments précoces hommes agir sur l'ovaire et réciproquement.

Fauser conclut en considérant la démence précoce comme une disjonction génitale et non thyroïdienne, les sérums essayés n'ayant presque jamais réagi sur les fragments du corps thyroïde.

Fauser se trouve ici en contradiction avec Bunsdchuh qui n'accuse jamais de réactions positives avec les glandes génitales, mais toujours avec le thyroïde.

Obrégia et Pitulesco publient des résultats qui permettent d'expliquer en partie cette divergence entre les deux auteurs. Ils constatent en effet que dans les cas récents de démence prédomine la réaction positive du sérum avec les glandes génitales ; cette réaction est quelquefois fréquente avec le thyroïde, et rarement avec l'écorce cérébrale.

Dans les affections anciennes la proportion paraît s'inverser : on constate surtout des réactions positives avec l'écorce cérébrale et le thyroïde ; les résultats positifs deviennent très rares avec les glandes sexuelles. Les auteurs ajoutent qu'on ne peut tirer de ces faits une conclusion définitive. Le diagnostic différentiel de la démence précoce et d'autres maladies nerveuses seulement basé sur cette seule séro-réaction paraît encore hésitant mais reste un puissant adjuvant à côté des signes cliniques. Ces auteurs, dans une seconde publication, à propos des psychoses périodiques, constatent la spécificité des sérums de ces malades vis-à-vis du corps thyroïde des périodiques, comme chez les Basedowiens vis-à-vis du corps thyroïde de la même maladie. Cette spécificité vient à l'appui de l'opinion des auteurs qui admettent l'existence d'un rapport entre les psychoses périodiques et le corps thyroïde.

Bundschuh étudie les réactions du sérum des malades atteints de démence précoces vis-à-vis des fragments de cerveau, de glandes génitales, et de corps thyroïde. Le sérum dans ces cas, réagit, dit-il, toujours positivement avec le cerveau, et presque toujours avec le corps thyroïde. Il ne constate aucun effet sur les glandes génitales.

Dans la paralysie, Bundschuh constate la réaction positive du sérum sur la substance cérébrale, et sa réaction négative sur le testicule et le corps thyroïde.

Bayer constate dans 6 cas que les sérums de déments

précoces réagissent, sur le testicule et l'ovaire, en même temps que sur la substance cérébrale.

Dans la manie dépressive, il n'observe au contraire aucune réaction sur ces organes.

Un cas de paralysie progressive lui fournit une réaction positive avec le cerveau.

Enfin, examinant le sérum d'une goitreuse gravide, il obtient une réaction positive avec le placenta et avec le corps thyroïde.

Théobald donne les résultats de ses expériences sur 58 malades « déments précoces », dont le début de l'affection remontait à des époques variant entre quatre mois et quarante-cinq ans.

Le sérum de ces sujets fournit :

1° En présence de fragments de substance cérébrale corticale :

21 réactions nettement positives, 19 réactions faiblement positives, les autres réactions négatives.

2° En présence de glandes génitales :

22 réactions nettement positives, 8 réactions faiblement positives, les autres réactions négatives.

3° En présence de fragments de corps thyroïde :

20 réactions positives, 7 réactions faiblement positives, les autres négatives.

Dans 2 cas seulement le sérum d'un même malade réagit positivement en même temps sur chacun de ces organes. Dans la manie dépressive Théobald, pour 10 sérums examinés, trouve une seule fois, avec un même sérum, une réaction positive avec la substance cérébrale, les glandes génitales, et le corps thyroïde.

S. Lœb confirme récemment ce résultat. Cet auteur
n'a jamais pu constater la présence de ferments de défense dans la manie dépressive ni dans les autres psychoses périodiques.

Théobald s'est encore intéressé aux réactions sériques
de la démence sénile (7 réactions positives avec le cerveau dans les 8 cas considérés, une réaction faiblement
positive sur les glandes génitales) ; de l'alcoolisme
(1 seule réaction positive avec la substance cérébrale
corticale pour 10 sérums essayés), de la paralysie progressive, l'hystérie et l'idiotie.

Le sérum des idiots réagit plus fréquemment en présence des glandes génitales, qu'en présence du cerveau
ou du corps thyroïde : 25 sujets examinés présentent :
10 réactions positives et 2 réactions faiblement positives au contact du testicule et de l'ovaire ; 6 réactions
positives avec le cerveau, et 6 avec le corps thyroïde.

19 sérums pris dans la paralysie progressive réagissent positivement 9 fois avec le cerveau, et 2 fois très
faiblement ; 1 seule réaction positive avec les glandes
génitales.

Pour l'hystérie les résultats sont encore incertains.
L'auteur indique que dans 3 cas, sur les 8 cas qu'il présente, le diagnostic d'hystérie était très incertain. Or
ces 3 cas sont les seuls qui fournissent 3 réactions positives avec le cerveau et 3 réactions positives avec les
glandes génitales. Deux d'entre eux réagissent encore
positivement avec le corps thyroïde, ainsi que 2 des sérums pris aux 5 autres malades.

Zœdicke a obtenu des résultats positifs en faisant

agir des sérums de Mongoliens sur des fragments de glandes génitales, de testicules ou d'ovaires.

C. Parhon et M. Parhon signalent la participation de la thyroïde, du thymus et des parathyroïdes au syndrome myasthénique.

Enfin Babès et Pitulesco ont appliqué la séro-réaction d'Abderhalden à l'étude des ferments de défense du sang chez les malades suivant le traitement antirabique.

Avant tout traitement, les auteurs se sont assurés que les sérums des malades ne contenaient pas de ferments spécifiques réagissant sur la substance nerveuse.

Le traitement une fois commencé, ils ont suivi chaque jour l'apparition des ferments. Ils ont constaté cette apparition dès le sixième jour, dans 11 cas ; et huit jours après le début du traitement dans les 4 autres cas.

Ils n'observent pas de modification de la réaction au cours du traitement. La réaction ne varie pas avec la quantité de substance injectée.

Babès et Pitulesco ont également étudié l'époque de la disparition de ces ferments. Ils constatent que ces derniers persistent tant que les nodules sous-cutanés au niveau des piqûres sont perceptibles, et ne disparaissent que lorsque le tissu est redevenu normal.

Dans un cas, ils constatent cette disparition dès le dixième jour après la dernière piqûre. Pour les 14 autres les ferments persistent deux ou trois semaines.

De plus le sérum de ces malades qui donne une réaction positive avec la substance nerveuse du lapin, ne la donne pas avec l'écorce cérébrale de l'homme, ou du moins rarement et dans ce cas faiblement positive.

APPLICATION DE LA RÉACTION
D'ABDERHALDEN
AU DIAGNOSTIC DE LA TUBERCULOSE

En juillet 1913 Abderhalden appliqua sa méthode **au**
diagnostic de la tuberculose. Il parvint à des résultats
intéressants à la fois par la méthode optique et au moyen
du dialyseur.

Dans le premier procédé Abderhalden emploie une
peptone extraite de corps bacillaires et l'introduit avec
le sérum à examiner dans le tube d'un polarimètre. Le
tube est maintenu à une température constante, et, si
le sujet qui a fourni le sérum est bacillaire, on note une
déviation atteignant jusqu'à 20 centièmes de degrés.

Dans le second procédé, Abderhalden place sur le dialyseur un fragment de poumon atteint de pneumonie caséeuse et constate que le sérum tuberculeux décompose
cette matière caséeuse.

Des sérums de chiens et de lapins, préalablement ino-
culés, lui donnèrent 15 réactions concordantes. Il ajoute
qu'il peut également déterminer avec certitude la tuberculose bovine vulgaire; dans la tuberculose miliaire, au

début, les résultats sont moins nets : l'épreuve est négative une fois sur cinq.

Ewler publie à la même époque 10 résultats positifs
confirmés depuis par l'évolution clinique.

E. Franckel et F. Gumpertz placent sur le dialyseur
soit du parenchyme pulmonaire bacillaire, soit une bouil-
lie de substances bacillaires.

Les sérums de 16 tuberculeux avérés fournirent 12
réactions positives.

Examinant ensuite des malades suspects (25 malades),
ils ne constatent qu'une seule réaction positive. Par contre les sérums de 47 sujets, indemnes en apparence de
toute lésion tuberculeuses présentèrent 16 réactions très
positives et 3 réactions faiblement positives (dans ces
3 derniers cas le sérum des malades donnait également
la réaction d'Abderhalden positive).

Enfin, 2 sérums de lupiques, sur 6 examinés, réagirent
deux fois positivement sur le parenchyme pulmonaire
bacillaire ; la réaction fut également positive avec le
même substratum dans un cas d'exsudat pleural, et dans
un cas de cystite tuberculeuse.

Lampé a repris les travaux d'Abderhalden. Il a commencé par étudier la tuberculose chez les bovidés et
a toujours trouvé des réactions positives en faisant agir
le sérum de bœufs tuberculeux sur du parenchyme pulmonaire caséeux. En septembre 1913, il a publié des résultats très nets lorsqu'il s'agit de tuberculoses avancées,
mais encore discutables dans les cas de tuberculose au
début.

Nous avons vu plus haut que Bauer avec été conduit,

incidemment, à étudier les réactions sériques de quelques tuberculeux.

Cet auteur s'attache à déterminer la valeur de ces
réactions sur le corps thyroïde, l'ovaire, etc. Mais il
n'a jamais utilisé comme substratum des substances bacillaires. Il cite :

a) *Cas 15*. — Femme de 19 ans, atteinte de tuberculose cavi-
taire. Le corps thyroïde n'est pas augmenté de volume, on constate une zone de matité correspondant au thymus. Les bras et
la poitrine sont fortement pigmentés en brun. Le sérum de cette
malade agit positivement sur le corps thyroïde, le thymus, le
pancréas.

b) *Cas 23*. — Homme de 67 ans, atteint de phtisie sénile. Ce
malade est dans un état de cachexie avancée. On remarque que
tout le corps est pigmenté en brun. Le sérum réagit positivement avec le thymus, les capsules surrénales, les fragments de
muscle.

c) *Cas 24*. — Femme de 40 ans, présentant un rhumatisme
tuberculeux de Poncet. Le sérum agit positivement sur du goître
colloïde, on constate une très légère action sur les glandes surrénales,

d) *Cas 42*. — Femme de 26 ans, tuberculeuse pulmonaire.
La rate de cette malade est considérablement augmentée de
volume.

Le sérum reste inactif vis-à-vis de l'ovaire, du corps
thyroïde, des capsules surrénales, etc.

Dans le même ordre d'idée Neue a également étudié
les réactions sériques de 2 sujets atteints de maladie

bronzée sur les fragments de capsules surrénales. Il a constaté 2 réactions positives sur des capsules surrénales normales. L'auteur n'a pas essayé la réaction sur des capsules surrénales bacillaires.

En octobre 1913, Jessen indique, sous toutes réserves que les cas fermés de tuberculose pulmonaire semblent réagir très positivement sur un substratum de peptones de bacilles et de cultures de bacilles tuberculeux, lorsque ces cas sont cliniquement favorables. Les cachexies tuberculeuses donneraient selon lui, dans ces conditions, une réaction négative.

Il signale d'ailleurs que, dans un cas de cachexie, la réaction d'abord négative devient positive après quelque temps de traitement intensif et l'ouverture d'un pneumothorax artificiel.

Ces résultats sont contestés par Pinkusson.

R.-S. Krim, semble conclure que la réaction ne peut être considérée comme spécifique pour la tuberculose, beaucoup de sérums pris à des sujets sains réagissant positivement en présence des substratums tuberculeux.

Gumpertz a étudié de nouveau 111 sérums de sujets tuberculeux et non tuberculeux ; 12 sérums de veaux tuberculeux et non tuberculeux, 5 sérums de lapins tuberculeux et non tuberculeux.

Ses conclusions sont les mêmes que celles de son travail avec Frænkel : les résultats sont d'une valeur douteuse.

Lichtenstein et Hage ne parviennent pas non plus à établir la spécificité de la réaction dans les cas de tuberculose.

Tout récemment Wolff et Frank publient les résultats de 166 expériences.

Wolff et Frank ont pris, pour substratum, des fragments de poumons tuberculeux, des cultures dégraissées de bacilles tuberculeux, des fragments de poumons absolument normaux.

Les sérums furent prélevés chez des tuberculeux aux différents stades de l'affection, et chez des sujets sains. Les diagnostics cliniques étaient tous vérifiés par la radiographie.

Dans les tuberculoses au début, dans les cas bénins, les sérums réagissent plus souvent sur les cultures de bacilles (60 °/₀) que sur les fragments de poumons tuberculeux normaux (21 à 37 °/₀).

Dans les cas graves au contraire les réactions positives sont plus fréquentes sur les fragments de poumons tuberculeux (54 °/₀) que sur les bacilles (28 °/₀).

Mais expérimentant avec des individus non supects de tuberculose les auteurs ont également constaté : dans 15 expériences avec du poumon tuberculeux, 9 réactions positives (60 °/₀), dans 14 expériences avec des bacilles, 9 réactions positives (54 °/₀, dans 11 expériences avec du poumon normal, 6 réactions positives (55 °/₀).

Ils concluent donc que la méthode actuelle ne leur permet pas de mettre en évidence des ferments spécifiques dans le sang tuberculeux.

Enfin Gwerder et Melikjanz ont porté leurs recherches sur 29 cas de tuberculoses variées, rénales, pulmonaires, etc., à des stades différents.

Les sérums ont été essayés vis-à-vis d'organes divers,

poumon normal, poumon tuberculeux, ganglions tuberculeux, foie normal, rein normal, pancréas, placenta, testicule et vis-à-vis de cultures de bacilles tuberculeux.

Sur les 29 sérums, 27 ont décomposé le poumon tuberculeux et 20 le poumon normal.

On note une réaction positive d'un sérum d'homme sur le placenta. Le pancréas n'a jamais été décomposé.

Il semble qu'il y ait intérêt, dans ce genre de recherches, à ne pas se contenter d'essayer ces sérums vis-à-vis du poumon.

Les auteurs ajoutent qu'on ne peut conclure, si la spécificité est une spécificité d'espèce ou d'organe.

Les contradictions n'attaquent en rien l'exactitude du principe de la méthode d'Abderhalden. Son application au diagnostic de la tuberculose est souhaitable, préférable selon le mot de Lampé à la réaction de Von Pirquet, en ce sens que par ce procédé « aucun poison n'est introduit dans l'organisme ».

APPLICATION DE LA RÉACTION D'ABDERHAL-DEN, AU DIAGNOSTIC DES DERMATOSES, DES LÉSIONS RÉNALES, DES LÉSIONS HÉ-PATIQUES, DES LÉSIONS DE L'APPAREIL DIGESTIF ET DE LA SCARLATINE. APPLICA-TION DE LA RÉACTION EN OPHTALMOLOGIE.

La séro-réaction dans les dermatoses

La mise en évidence dans le sérum de femmes gra-vides d'un ferment tendant à désagréger les éléments albuminoïdes du placenta, devait, entre autres recher-ches, amener les auteurs à examiner les réactions sé-riques au cours des dermatoses : car la grossesse elle-même peut se compliquer d'une dermite polymorphe récidivante, d'érythèmes, de prurits.

Il a semblé d'ailleurs possible de considérer la peau comme un dialyseur et le sérum sanguin comme la so-lution dialysable. Cette solution, sous des influences pathologiques, serait susceptible de « se surcharger de produits à éliminer » et certaines réactions cutanées, prurits, eczémas amicrobiens, psoriasis pourraient alors s'expliquer par la présence dans le courant circulatoire de produits jouant le rôle de véritables corps étrangers.

capables de troubler la fonction normale du dialyseur. (A. Leroy.)

En 1910 Mayer et Linser ont constaté la guérison de la dermatose polymorphe, récidivante, de la gestation « herpes gestationis », sous l'influence d'injection de sérums de femmes gravides normales.

Freund rapporte également un cas de toxémie gravidique grave, où tous les phénomènes : vomissements, ictère, albuminurie, « prurigo », disparurent à la suite de 2 injections intra-veineuses de sérums de femmes gravides saines.

Quoique Mayer et Linser n'aient pas tenté d'interpréter leurs résultats, il nous semble possible d'admettre que l'injection d'albumines étrangère ait agi en provoquant ou en augmentant la formation de ferments de défense actifs vis-à-vis de produits albuminoïdiques toxiques, générateurs des accidents constatés.

Rubsamen publie d'ailleurs un cas de « prurit gestationis » dans lequel il effectua la réaction d'Abderhalden avant et après injection de sérum de femme gravide normale. Il remarque que la réaction était beaucoup plus intense avant cette injection.

Nous avons déjà vu Lampé et Fuschs conclure que la dysthyroïdie provoque la sécrétion et le passage dans le sang de substances anormales. Or il y a une théorie thyroïdienne du psoriasis, théorie à l'appui de laquelle on rapporte l'autopsie d'un psoriasique faite par Sergent (thèse de Ménard), autopsie où on ne peut relever d'autre lésion qu'une atrophie du corps thyroïde.

Bauer (voir tableau, pages 78 et 79) a essayé de vérifier

cette hypothèse en utilisant la méthode d'Abderhalden.

Il a expérimenté dans 3 cas de psoriasis et dans 1 cas d'urticaire.

a) Le premier malade examiné (cas 13) est un homme de 55 ans atteint de pellagre et de psoriasis. Vigoureux, ce sujet ne présente aucun symptôme thyroïdien. L'auteur note une coloration rougeâtre de la peau.

Le sérum réagit positivement en présence de glande thyroïde normale et de capsules surrénales.

b) Dans le second cas (44) il s'agit d'une femme de 35 ans, sans lésions thyroïdiennes appréciables. Bauer n'obtient aucune réaction positive.

c) Le dernier cas (45), psoriasis chez une femme de 36 ans, ne donne aucune réaction.

d) Le sérum d'une femme de 30 ans (cas 43) atteinte d'urticaire nerveux, reste également sans action sur la glande thyroïde, l'ovaire, la substance cérébrale, etc...

Reines a étudié la sclérodermie généralisée. Il a examiné les réactions sériques dans cette affection sur le corps thyroïde, l'hypophyse, les capsules surrénales et les ganglions mésentériques.

Dans 3 cas la réaction fut positive avec le corps thyroïde et les ganglions mésentériques, dans 1 cas elle fut positive avec les capsules surrénales.

La réaction fut toujours négative avec l'hypophyse et le pancréas.

En France, Léri, reprenant ces expériences, n'a trouvé que des réactions négatives dans la sclérodermie.

La séro réaction dans le diabète
et les néphrites

Lampé et Papazolu ont expérimenté sur 10 sérums pris dans 10 cas de diabète et de néphrites. Mais ces auteurs ayant placé, dans le dialyseur, les sérums en présence d'organes normaux n'ont obtenu que des réactions négatives.

Lichtenstein a étudié les réactions sériques des femmes gravides normales, et des femmes atteintes de néphrites banales, sur des placentas éclamptiques. Il constate des réactions positives, mais d'intensité trop variable pour lui permettre une conclusion satisfaisante.

Aschner indique que l'albumine urinaire des éclamptiques est décomposée par le sérum de femme gravide normale (réaction positive), alors que le sérum de malade atteinte de néphrite demeure sans action sur cette albumine.

Bauer (tableau, page 78 et 79) examine successivement :

a) *Cas 9.* — Une femme de 18 ans présentant un goître parenchymateux, est atteinte de néphrite subaiguë, avec anémie, foie gras.

Son sérum réagit positivement avec la glande thyroïde, le foie, le rein, l'albumine du sang normal.

b) *Cas 31.* — Homme de 62 ans. Néphrite chronique avec hypertension, insuffisance cardiaque, foie cardiaque.

Le sérum décompose le foie, les capsules surrénales et le rein.

c) *Cas 32*. — Femme de 21 ans atteinte de néphrite subaiguë avec œdèmes légers (on a trouvé des ascaris dans les matières fécales). Le sérum donne une seule réaction positive avec le foie.

d) *Cas 34*. — Homme de 20 ans. Néphrite hémorragique aiguë depuis trois semaines, anémie. Le sérum donne une réaction positive avec l'albumine du sang ; une réaction faiblement positive avec le rein.

e) *Cas 37*. — Néphrite chronique chez une femme de 45 ans avec anémie pernicieuse. Une seule réaction positive avec l'albumine du sang.

Bauer a également expérimenté dans des cas d'artério-sclérose :

Cas 10. — Femme de 60 ans. Néphrite chronique, artériosclérose, insuffisance cardiaque, stase hépatique. Le sérum réagit positivement sur la glande thyroïde, et très faiblement sur le foie et le rein.

Cas 19. — Femme de 68 ans. Artério-sclérose, dégénérescence du muscle cardiaque. Hystérie. Le sérum réagit positivement sur le goitre colloïde, sur le thymus, et sur le foie.

Neue, étudiant à un autre point de vue l'artério-sclérose et les néphrites chroniques, a constaté que les sérums de 7 malades présentant cette affection lui ont fourni 4 réactions positives sur des fragments de cerveau, 3 réactions positives avec la prostate, et 4 réactions positives avec le testicule.

Le sérum d'une femme atteinte d'artério-sclérose réagit positivement sur le cerveau, l'ovaire, les trompes, et négativement avec le thyroïde et le testicule.

Neue ne signale aucune expérience avec du rein.

Félix Deutsch et Robert Kõhler publiant les réactions sériques de 22 cas de néphrite, constatent 17 réactions positives avec le rein.

Dans cet ordre d'idées le travail de M. Kotchneff et et A. Chingrewa est fort intéressant.

Ces auteurs ont constaté, dans les néphrites, non seulement une réaction positive des sérums sur le rein, mais encore une réaction des sérums avec le cœur et avec le placenta, cette seconde réaction souvent même plus intense que celle obtenue avec le rein.

Le rapport des protéides du placenta et des ferments de défense du sérum des néphritiques est peu net, à moins que certains ferments ne puissent se rencontrer dans le sang des femmes enceintes aussi bien que dans le sang des néphritiques.

La fréquence des néphrites chez la femme gravide ne pourrait-elle trouver en cela une explication nouvelle ?

Les auteurs concluent que dans ces conditions « la « séro-réaction de la grossesse ne pourrait être comptée « comme absolue si les sérums de femmes non gravides, « mais atteintes de néphrites donnaient la même réac- « tion ».

Rosenthal et Biberstein, expérimentant sur le lapin après avoir lié l'uretère, la veine et l'artère rénale, d'un côté, constatent au bout d'un certain temps l'apparition de ferments spécifiques dans le sang du lapin.

Au début le sérum réagit positivement sur le foie, sur le testicule, sur le rein. A mesure que les lésions s'aggravent le sérum réagit seulement sur le rein.

La séro-réaction dans les maladies du foie

Peu d'auteurs jusqu'ici ont expérimenté sur le foie et Abderhalden ne semble pas disposé à s'engager dans cette voie.

Breitmann a cependant tenté de déterminer s'il existe une différence entre les lobes gauches et droits du foie au point de vue qui nous occupe.

Il expérimente sur des foies cardiaques, sur des foies lithiasiques, dans des cas de colites graves. Il note que dans ces cas, les sérums des malades donnent beaucoup plus de résultats positifs lorsqu'on les fait agir sur des fragments de lobes droits, que mis en présence de fragments de lobes gauches.

Hertz et Brockmann publient leurs observations dans trois cas de cirrhoses, deux cas de cancers, un cas d'hépatosplénomégalie, des foies cardiaques. Les résultats sont positifs pour les cirrhoses et les cancers, négatifs dans les autres affections. Un des résultats fournis par ces auteurs est intéressant. Il s'agit d'un sujet, tuberculeux pulmonaire avéré, dont le sérum donnait une réaction positive en présence du foie, alors qu'il restait inactif vis-à-vis de parenchyme pulmonaire tuberculeux. On peut rapprocher de ce fait une autopsie de Gaucher et Sergent au cours de laquelle on trouva, chez un malade qui ne présentait aucun signe clinique de lésion hépatique, une quantité de petits nodules tuberculeux, très discrets, disséminés dans le foie.

Le malade signalé par Hertz et Brockmann réagissait peut-être positivement pour une raison analogue.

Bauer (voir tableau, pages 78 et 79) a trouvé (cas 18)
chez un goîtreux présentant une syphilis du foie, une
réaction positive sur du foie normal. Chez une femme
ictérique (cas 33), le sérum ictérique réagit seulement
sur le foie (réaction positive).

Dans un cas de dépression avec diabète, Mayer (tableau
pages 98 et 99) signale également une réaction positive
avec le foie.

En France, Fiessinger a examiné les sérums de malades ictériques. Il a expérimenté sur deux ictères chroniques par rétention dus, le premier à une lithiase du
canal cholédoque, le second à un cancer du pancréas.
Aucun d'eux ne présentait les symptômes d'une insuffisance hépatique grave.

Le sérum de ces malades resta sans action sur des
fragments de tissu hépatique.

Dans un autre ictère, chez un alcoolique non cirrho-
tique, avec hémorragies et troubles nerveux, présentant
à l'autopsie une dégénérescence graisseuse du foie, Fiessinger a obtenu les résultats suivants :

Sérum + Albumine de foie humain = réaction à la ninhydrine +
   —   +   —   de rein humain =   —   +

Trois jours après :

Sérum + Albumine de foie humain = réaction à la ninhydrine +
   —   +   —   rein humain =   —   +
   —   + capsules surrénales   =   —   +
   —   glande thyroïde   =   —   +
   —   ovalbumine   =   —   —

La séro-réaction dans les maladies de l'estomac

Nous avons cité plus haut les travaux sur les vomissements incoercibles de la grossesse mais il ne s'agissait pas dans ces cas d'affections déterminées du tube digestif comme dans les expériences où Kabanow examinait les sérums de malades atteints d'ulcère de l'estomac et d'ulcère du duodénum.

Kabanow différencie ces deux affections l'une de l'autre en faisant dialyser avec le sérum suspect des fragments d'estomac ou de duodénum.

Dans le cas d'ulcère de l'estomac la réaction est positive en plaçant le sérum avec des fragments d'estomac, et négative si on le fait agir sur des fragments de duodénum. De même le sérum, au cours de l'ulcère du duodénum, ne réagit jamais en présence de fragments d'estomac. Kabanow a également constaté, dans quatre cas d'anémie pernicieuse, trois réactions positives du sérum sur les fragments d'intestin, et une réaction positive sur les fragments d'estomac.

Bauer dans un cas d'achylie gastrique (cas 12, tableau, page 78), achylie accompagnée de glycosurie, coloration bronzée des téguments, névropathie grave, chez un homme de 35 ans, constate une réaction légèrement positive sur le corps thyroïde, et nettement positive sur le pancréas, le foie et les capsules surrénales.

Le sérum d'une femme de 41 ans, très maigre, dont l'estomac affecte la forme dite « en sablier » (cas 36) ne fournit une réaction positive qu'en présence du tissu musculaire.

Bauer étudiant également les « parasites intestinaux » constate que le sérum d'un sujet porteur de tœnia ne réagit pas sur l'albumine coagulée du tœnia.

M. Rubinstein et A. Julien ont obtenu dans une infection à ascaris du cheval, une réaction positive en faisant agir le sérum du cheval sur l'albumine de l'ascaris.

En Russie (janvier 1914) N. Kotchneff et A. Chingrewa ont constaté que les sérums des malades atteints d'helminthiase réagissaient positivement avec l'albumine des helminthes, avec l'albumine de toutes les espèces de tœnias, et même avec l'albumine de l'ascaris des chevaux.

La séro-réaction dans la scarlatine

L'infection scarlatineuse provoquant des lésions particulièrement graves des ganglions lymphatiques axillaires et mésentériques, W. Schultz et L. Grote ont étudié, dans cette maladie, la valeur de la réaction d'Abderhalden.

Ils ont obtenu une réaction positive en mettant en présence de ganglions axillaires et mésentériques normaux, le sérum de malades scarlatineux.

Les auteurs partent de ce principe que les albumines échappées aux ganglions sont dédoublées en molécules plus petites par un ferment spécifique ; ce ferment appa-

raît dans le sang des malades à partir du 6ᵉ jour et s'y
maintient jusqu'au 31ᵉ jour.

Les auteurs ont expérimenté sur 24 malades. Conformément à leurs données théoriques la réaction n'est
jamais positive avant le 6ᵉ jour de la maladie.

Dans 2 cas seulement cette réaction positive a cessé
avant le 31ᵉ jour : dans le 1ᵉʳ cas il n'y eut plus de réaction à partir du 16ᵉ jour ; dans le 2ᵉ cas la réaction cessa
au 18ᵉ jour. Toutes les autres expériences furent conformes aux prévisions de Schlutz et Grote.

Enfin en février 1914, Wœlkel propose l'emploi de
la méthode d'Abderhalden pour le diagnostic de la thy-
phoïde, de la diphtérie, de la trypanosomiase.

La séro-réaction en ophtalmologie

Après une série de recherches peu concluantes sur
l'application de la méthode d'Abderhalden en ophtalmo-
logie, von Hippel rapporte au 31ᵉ congrès de médecine
interne à Wiesbaden, des résultats fort intéressants sur
le kératome et le glaucome « affections de l'œil d'une
pathogénie un peu obscure ».

Le sérum de 29 malades atteints de kératome fut
mis en présence de thymus, de thyroïde, de capsules
surrénales. Von Hippel obtient 24 réactions positives
ainsi décomposées : 22 réactions positives avec le thymus, 16 avec la thyroïde, 11 avec les surrénales.

5 sérums ne réagirent avec aucun des organes employés comme substratum.

Sur 19 sérums examinés dans des cas de glaucome, l'auteur trouve également 15 réactions positives avec la thyroïde et le thymus, et 3 réactions positives avec les surrénales.

Von Hippel constate la prédominance des réactions positives avec le thymus et le corps thyroïde. Il annonce qu'il poursuit des recherches dans ce sens.

LA RÉACTION D'ABDERHALDEN
DANS LA SÉRIE ANIMALE

Il était intéressant de voir si la réaction d'Abderhalden était une propriété spécifique de l'espèce humaine, et de déterminer en même temps si les ferments de défense d'une espèce animale étaient actifs uniquement vis-à-vis de cette espèce.

Les recherches ont été poursuivies dans des sens différents. Nous avons déjà vu que Meyer, étudiant les réactions sériques de sujets atteints de maladies mentales avait placé, dans le dialyseur, leurs sérums en présence de divers organes animaux : testicules de taureau, foie de veau, etc... (Voir tableau, page 95 et 96).

Dans 3 cas de paralysie, tous les résultats ont été positifs, aussi bien avec le cerveau de veau qu'avec le cerveau humain. On note la même concordance avec le foie.

Par contre, le testicule de veau ne fournit aucune réaction, alors que le testicule d'homme était décomposé par le sérum.

Les sérums prélevés au cours de deux démences pré-

coces donnent deux réactions positives avec le testicule
de taureau et le testicule d'homme.

Dans un cas d'alcoolisme, nouvelle divergence, la
réaction est positive avec le testicule de taureau, et négative avec le testicule d'homme.

Hegener avait, d'autre part, constaté que dans les
affections de l'œil, le sérum du malade décompose non
seulement l'uvée de l'homme, mais aussi l'uvée de porc.

Fuschs, expérimentant dans le même sens, examine
dans une première série d'expériences, les sérums de
sept malades atteints de manie dépressive. Il trouve une
concordance de résultats négatifs en faisant agir les sérums sur les testicules d'hommes et de taureaux et sur
des ovaires de femmes et de vaches.

Une seconde série d'expériences met en présence des
mêmes organes les sérums de 12 déments précoces.
Fuschs relate cette fois :

1° 3 réactions positives à la fois sur le testicule
d'homme et sur le testicule de taureau ;

2° 3 réactions positives à la fois sur l'ovaire de femme
et sur l'ovaire de vache.

On pouvait également tenter de faire apparaître des
ferments de défense chez un animal, en lui injectant
des triturations d'organes prélevés sur un animal d'une
autre espèce. C'est ainsi que Fusch a été amené à injecter à des lapins des triturations de testicule d'homme
et de testicule de taureau, et à éprouver les sérums de
ces lapins vis-à-vis des mêmes organes qu'il leur avait
injectés.

Il constate ainsi :

1º Le sérum d'un lapin réagit positivement vis-à-vis du testicule d'homme (après injection d'une trituration de testitule humain).

2° Le sérum d'un lapin réagit positivement vis-à-vis du testicule de taureau (après injection d'une trituration de testicule de taureau).

Hirsch se plaçant au même point de vue a injecté à des animaux mâles, lapins et chiens, des triturations de placenta ou de carcinome. Il a employé soit la voie veineuse, soit la voie intrapéritonéale.

Après un temps variable, trois jours, dix jours, douze jours, il a fait une prise de sang aux animaux ainsi injectés et a trouvé que leurs sérums réagissaient positivement sur du placenta ou sur du carcinome, selon le tissu injecté antérieurement.

Ces résultats ont été vérifiés par la méthode optique.

Schlimpert et Hissel ont suivi une orientation nettement différente. Ils expérimentèrent parallèlement sur des placentas humains et sur des placentas d'animaux (juments, brebis). Leurs conclusions sont les suivantes :

1° La gestation provoque dans le sang de la jument et de la brebis, de même que chez la femme, l'apparition de ferments de défense capables de décompose les placentas de ces espèces animales.

2° Les ferments d'une espèce animale sont capables de décomposer également les placentas d'une autre espèce animale. On peut remplacer dans le dialyseur le placenta de femme par du placenta de jument, la réaction ne change pas de sens et semble même, dans ce cas, plus rapide.

Ces résultats présentent un intérêt d'autant plus vif qu'on a voulu faire jouer un rôle aux franges de chorion du placenta humain dans la formation du ferment actif vis-à-vis de ce placenta.

Or le placenta de jument ne possède pas de villosités choriales.

On a tenté de déterminer s'il se produit un ferment de défense lorsqu'on injecte à un animal son propre sérum. Abderhalden et G. Ewald ont étudié les sérums de lapins ayant reçu une injection antérieure de leur sérum.

Les résultats sont discordants. Ces divergences peuvent s'expliquer par ce fait que beaucoup de lapins considérés comme normaux, portent des lésions pathologiques décelées seulement par l'autopsie.

D'autre part, on peut supposer que, vu leur alimentation, les herbivores présentent des ferments d'origine exogène.

Tout récemment enfin, Abderhalden et Grigorescu, ont voulu vérifier si les produits de désintégration, d'une albumine déterminée, injectés à un animal, donnaient naissance à des ferments de défense actifs vis-à-vis de cette albumine elle-même,

Abderhalden et Grigorescu ont fait dialyser du sérum de femme enceinte en présence de placenta. Ils ont injecté le liquide de dialyse à des lapins et ont constaté que le sérum de ces lapins jouissait de la propriété de décomposer le placenta.

NATURE DES FERMENTS D'ABDERHALDEN

Il est tout naturel de se demander quel rapport il y a entre les ferments d'Abderhalden ét les immuns ferments.

Franck et Rosenthal ont envisagé le problème et ont fait des expériences qui concordent d'ailleurs avec celles faites antérieurement par Grüber.

Il y a entre les immuns ferments et les ferments d'Abderhalden des différences assez profondes. Les ferments de défense ne se conservent guère *in vitro* que deux ou trois jours, alors que les immunisines se conservent bien plus longtemps. De même, *in vivo*, les immunisines persistent un temps bien plus long que les quelques semaines pendant lesquelles se manifestent les ferments de défense.

De plus, les immunisines sont encore actives lorsque le sérum est dilué, il n'en est pas de même pour les ferments d'Abderhalden. Les ferments d'Abderhalden apparaissent moins de temps après l'injection que les immunisines.

Enfin si on fait digérer des globules de mouton avec

du sérum de mouton hémolytique, on épuise le pouvoir hémolytique, sans que le pouvoir protéolytique diminue.

Tout cela démontre que s'il existe des rapports d'origine entre les immunisines et les ferments de défense, il n'y a pas identité entre eux. Steising a étudié la réactivation au moyen de sérum de cobaye ou de sérum humain, d'un sérum humain inactivé par chauffage à 58°. Il a constaté qu'on pouvait ainsi obtenir des réactions d'Abderhalden positives.

Abderhalden, tout en critiquant certaines parties de ce travail, notamment l'emploi du sérum de cobaye qui, à lui seul, peut décomposer les albumines, a observé, comme Steising, le rôle joué par le complément dans la réaction.

Heilner et Pétri ont prétendu que les ferments en question préexistaient dans le sang à l'injection qui les forme et qu'ils étaient seulement activés. Ils ont dit également qu'il suffisait de produire un hématome chez le sujet qui fournit le sérum pour que ce sérum soit capable de décomposer le placenta.

Abderhalden a répondu en incriminant des fautes de technique qui auraient été commises par les opérateurs.

. Heilner et Pétri ont maintenu leur première conclusion.

Abderhalden exécute 600 expériences sur le sujet, expériences qui confirment tout ce qu'il a avancé.

Certains expérimentateurs ont néanmois prétendu que l'action des ferments d'Abderhalden était une action d'ordre physique, ou du moins une action reproductible par de simples agents physiques.

Plaut, notamment, avait annoncé que les poudres inertes : talc, sulfate de baryte, etc., étaient susceptibles de produire des phénomènes identiques à ceux d'Abderhalden.

Nous n'insisterons pas sur ces expériences qui ont été contredites par Berner. Cet auteur a essayé l'action des mêmes substances inertes sur les sérums de 23 malades. Il a pratiqué ainsi 67 essais sans obtenir un seul résultat positif.

Ces faits étaient publiés presqu'en même temps que de Waele donnait à la Société de Biologie une note où il rappelle ses expériences publiées dans le *Zeit. f. Imm.* (1914), et où il conclut, que la réaction d'Abderhalden est en corrélation avec les phases antithrombiques.

Elles apparaît déjà à la première phase antithrombique, elle diminue et disparaît même au moment que les actions thromboplastiques prédominent.

De tout ceci, que pouvons-nous conclure quant à la nature de ces ferments ?

Les ferments d'Abderhalden sont-ils, ainsi que le pense Stéphan, des immunisines ?

Il serait oiseux actuellement de discuter sur la nature d'un ferment que nous connaissons depuis si peu de temps. Il faut d'abord déterminer exactement ses effets, afin de pouvoir logiquement remonter à la cause.

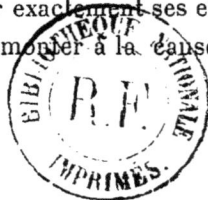

BIBLIOGRAPHIE

Revue d'ensemble sur les échanges cellulaires, la constitution des cellules, des espèces déterminées, des individus et des organes.

EMIL ABDERHALDEN. — Die Bedeutung der Verdauung für den Zellstoffwechsel im Lichte neuerer Forschungen auf dem Gebiete der physiologischen Chemie. *Zeitschr. des Osterreichischen Ingenieur u. Architekten Vereins*, 1911, Nr. 11 u., 12 und im Verlag Urban u. Schwarzenber-Berlin-Wien., 1911.

— Neuere Anschauungen über den Bau und den Stoffwechsel der Zelle. *Julius Springer*, Berlin, 1911.

— Les conceptions nouvelles sur la structure et le métabolisme de la cellule. *Revue générale des sciences pures et appliquées*, 23 Jahrg. Nr. 3. P. 95. Febr. 1911.

— Synthese der Zellbausteine in Pflanze und Tier. Febr. 1912. *Julius Springer*, Berlin.

— Lehrbuch der physiologischen chemie, 1 und 2. Aufl. Urban u. Schwarzenberg, *Berlin -Wien.*, 1906 u. 1909.

**Étude comparée de la composition du lait
et du nourrisson**

EMIL ARDERHALDEN. — Die Beziehungen der Zusammensetzung der Asche des Sæuglings zu derjenigen der Asche der Milch. *Zeitschr. f. physiol. chem.*, 26, 1899. P. 498.

EMIL ABDERHALDEN. — Die Beziehungen der Wachstumsges-
chwindigkeit des Sæuglings zur Zusammensetzung der
Milch beim Kaninchen, bei der Katze und beim Hunde.
Zeitschr. f. physiol. chem., 26, 1899. P. 487.

— Die Beziehungen der Zusammensetzung der Asche des
Sæuglings zu derjenigen der Asch der Milch beim
Meerschweinchen. *Zeitschr. f. physiol. chem.*, 27, 1899.
P. 336.

— Die Beziehungen der Wachstumsgeschwindigkeit des
Sæuglings zur Zusammensetzung der Milch beim Hunde,
beim Schwein, beim Schaf, bei der Ziege und beim
Meerschweinchen. *Zeitschr. f. physiol. chem.*, 27,
1899. P. 408 und 594.

Emploi de différentes sources d'azote par les organismes, inférieurs

EMIL ABDERHALDEN UND PETER RONA. — Die Zuzammensetzung
des « *Eiweisses* » von Aspergillus niger bei verschiedener Stickstoffquelle. *Zeitschr. f. physiol. chem.*, 46,
1905. P. 179.

EMIL ABDERHALDEN UND YUTAKA TERUUCHI. Kulturversuche mit
Aspergillus niger auf einigen Aminosaüren und Polypeptiden. *Zeitschr. f. physiol. chem.*, 47, 1906. P. 394.

Étude des ferments protéolytiques et peptolytiques des tissus végétaux et animaux

1° *Technique pour reconnaître les ferments protéolytiques
et peptolytiques*

EMIL ABDERHALDEN UND ALFRED SCHITTENHELM. — Uber den Nachweis peptolytischer Fermente. *Zeitschr. f. physiol.
chem*, 60, 1909. P. 421.

Emil Abderhalden. — Notiz zum Nachweis peptolytischer Fermente in Tier-und Pflanzengeweben. *Zeitschr. f. physiol. chem.*, 66, 1910. P. 137.

Emil Abderhalden und Hans Pringsheim. — Beitrag zur Technik des Nachweises intracellulærer Fermente. *Zeitschr. f. physiol. chem.*, 65, 1910. P. 180.

Emil Abderhalden. — Die optische Methode und ihre Verwendung bei biologischen Fragestellungen. *Handbuch der biochem. Arbeitsmethoden*, 5, 1911. P. 575.

2° *Elude de l'action des ferments protéolytiques*
et peptolytiques

Emil Fischer und Emil Abderhalden. — Uber das Verhalten verschiedener Polypeptide gegen Pankreasferment. *Sitzungsberichte der Kgl. preussischen Akademie der Wissenschaften*, X, 1905.

— Uber das Verhalten verschiedener Polypeptide gegen Pankreassaft und Magensaft. *Zeitschr. f. physiol. chem.*, 46, 1905. P. 52.

— Uber das Verhalten einiger Polypeptide gegen Pankreassaft. *Zeitschr. f. physiol. chem.*, 51, 1907. P. 264.

Emil Abderhalden und A.-H. Koelker. — Die Verwendung optisch-aktiver Polypeptide zur Prüfung der Wirksamkeit proteolytischer Fermente. *Zeitschr. f. physiol. chem.*, 51, 1907. P. 294.

Emil Abderhalden und Leonor Michaelis. — Der Verlauf der fermentativen Polypeptidspaltung. *Zeitschr. f. physiol. chem.*, 52, 1907. P. 326.

Emil Abderhalden und Alfred Gigon. — Weiterer Beitrag zur Kenntnis des Verlaufs der fermentativen Polypeptidspaltung. *Zeitschr. f. physiol. chem.*, 53, 1907. P. 251.

Emil Abderhalden und A.-H. Koelker. — Weitere Beitræge zur Kenntnis der fermentativen Polypeptidspaltung. IV und V. (Suite). *Zeitschr. f. physiol. chem.*, 54, 1908. P. 363 et 55, 1908. P. 416.

Emil Abderhalden und Carl Braun. — Zur Kenntnis des Verlaufs der fermentativen Polypeptidspaltung. VI (Suite). *Zeitschr. f. physiol. chem.*, 57, 1908. P. 342.

Emil Abderhalden, G. Caemmerer und L. Pinkussohn. — Zur Kenntnis des Verlaufs der fermentativen Polypeptidstung. VII. (Suite). *Zeitschr. f. physiol. chem.*, 59, 1909. P. 293.

3° *Etude sur la présence des ferments protéolytiques et peptolytiques*

Emil Abderhalden und Peter Kona. — Das Verhalten des Glycyl-l-tyrosins im organismus des Hunde bei subkutaner Einführhrung. *Zeitschr. f. physiol. chem.*, 46, 1905. P. 176.

Emil Abderhalden und Yutaka Teruuchi. — Das Verhalten einiger polypeptide gegen Organextrakte. *Zeitschr. f. physiol. chem.*, 47, 1906. P. 466.

Emil Abderhalden und Alfred Schittenhelm. — Die Wirkung der proteolytischen Fermente keimender Samen des Weizens und der Lupinen auf polypeptide. *Zeitschr. f. physiol. chem.*, 49, 1906. P. 26.

Emil Abderhalden und Peter Rona. — Das Verhalten von Leucyl-phenylalanin, Leucyl-glycyl-glycin und von Alanyl-glycyl-glycin gegen Presssæfte der Leber vom Rinde. *Zeitschr. f. physiol. chem.*, 49, 106. P. 31.

Emil Abderhalden und Andrew Hunter. — Weitere Beitræge zur Kenntnis der proteolytischen Fermente der tierischen Organe. *Zeitschr. f. physiol. chem.*, 48, 1906. P. 537.

Emil Abderhalden und Yutaka Teruuchi. — Studien über die proteolytische Wirkung der Pressæfte einiger tierischer Organe sowie des Darmsaftes. *Zeitschr. f. physiol. chem.*, 39, 1906. P. 1.

— Vergleichende Untersuchungen über einige proteolytische Fermente pflanzlicher Herkunft. *Zeitschr. f. physiol. chem.*, 49, 1907. P. 21.

Emil Abderhalden und Filippo Lussana. — Weitere Versuche-
den Abbau von Polypeptiden durch die Press-sæfte
von Zellen und Organem. *Zeitschr. f. physiol. chem.*,
55, 1908. P. 390.

Emil Abderhalden und Auguste Rilliet. — Uber die Spaltung
einiger Polypeptide durch den Press-saft von Psalliota
campestris (champignon). *Zeitschr. f. physiol. chem.*,
55, 1908. P. 395.

Emil Abderhalden und Dammuahn. — Uber den Gehalt und
gekeimter Samen verschiedener Pflanzenarten an peptolytischen Fermenten. *Zeitschr. f. physiol. chem.*, 57,
1908. P. 332.

Emil Abderhalden und Hans Pringsheim. — Studien über die Spezifizitæt der peptolytischen Fermente bei verschiedenen
Pilzen. *Zeistchr. f. physiol. chem.*, 59, 1909. P. 249.

Emil Abderhalden und Robert Heise. — Uber das Vorkommen
peptolytischer Fermente bei den Wirbellosen. *Zeitschr. f. physiol. chem.*, 62, 1909. P. 136.

Emil Abderhalden und Eugen Steinbeck. — Weitere Untersuchungen über die Verwendbarkeit des Seidenpeptons
zum Nachweis peptolytischer Fermente. *Zeitschr. f.
physiol. chem.*, 68, 1910. P. 312.

Emil Abderhalden. — Uber den Gehalt von Eigeweidewürmern
an peptolytischen Fermenten. *Zeitschr. f. physiol.
chem.*, 74, 1911. P. 409.

Emil Abderhalden und Heinrich Geddert. — Darstellung optisch-
aktiver Polypeptide aus Racemkœrpern. *Zeitschr. f.
physiol. chem.*, 74, 1911. P. 394.

Emil Abderhalden und H. Deetjen. — Uber den Abbau einiger
Polypeptide durch die Blutkœrperchen des Pferdes.
Zeitschr. f. physiol. chem., 51, 1907. P. 334.

Emil Abderhalden und Berthold Oppler. — Uber das Verhalten
einiger Polypeptide gegen Blutplasma und serum vom
Pferde. *Zeistchr. f. physiol. chem.*, § 3, 1907. P. 294.

Emil Abderhalden und H. Deetjen. — Weitere Studien uber den
Abbau einiger Polypeptide Durch die roten Blutkœr-

perchen und die Blutplættchen des Pfederblutes..
Zeitschr. f. physiol. chem., § 3, 1907. P. 280.

EMIL ABDERHALDEN UND PETER RONA. — Das Verhalten von Blutserum und Harn gegen glycyl-tyrosin unter verschiedenen Bedingungen. *Zeitschr. f. physiol. chem.*, 53,
1907. P. 308.

EMIL ABDERHALDEN UND WILFRED MANWARING. — Uber den Abbau
einiger Polypeptide durch die roten Blutkœrperchen
der Rinderblutes. *Zeitschr. f. physiol. chem.*, 55, 1908.
P. 377.

EMIL ABDERHALDEN UND JAMES MC. LESTER. — Uber das Verhalten
einiger Polypeptide gegen das Plasma des Rinderblutes. *Zeitschr. f. physiol. chem.*, 55, 1908. S. 371.

EMIL ABDERHALDEN. — Zur Kenntnis des Vorkommens der peptolytischen Fermente. *Zeitschr. f. physiol. chem.*, 78,
1912. P. 344.

4° Etude sur l'action des ferments dans les cellules
des tumeurs et des bactéries

EMIL ABDERHALDEN. — Neue Forschungsrichtungen auf dem Gebiete
der Stœrungen der Zellstoffwechsels. *Arch. f. wissens-*
chaftl. und praktische Tierheilkunde, 36, 1910. P. 1.
— Studium über den Stoffwchsel von Geschwulstzellen.
Zeitschr. f. Krebsforshung, 9, 1910. 2 H.

EMIL ABDERHALDEN UND PETER RONA. — Zur Kenntnis der peptolytischen Fermente verschiedenartiger Krebse. *Zeits-*
chr. f. physiol. chem., 60, 1909. P. 411.

EMIL ABDERHALDEN, A.-H. KOELKER UND FLORENTIN MEDIGRECEANU.
— Zur Kenntnis der peptolytischen Fermente verschie-
denartiger Krebse und anderer Tumorarten (Suite).
Zeitschr. f. physiol. chem., 62, 1909. P. 145.

EMIL ABDERHALDEN UND FLORENNIN MEDIGRECEANU. — Zur Kenntnis
der peptolytischen Fermente verschiedenartiger Krebse
und anderer Tumorarten. *Zeitschr. f. physiol. chem.*,
66, 1910. P. 265.

Emil Abderhalden und Ludwig Pincussohn. — Zur Kenntnis der peptolytischen Fermente verschiedenartiger Krebse und anderer Tumorarten. *Zeitschr. f. physiol. chem* , 66, 1910, P. 277.

Emile Abderhalden, Lundwig Pincussohn und Adolf Walther. — Untersuchungen über die Fermente verschiedener Bakterienarten. *Zeitschr. f. physiol. chem.*, 68, 1910, P. 471.

Emploi de la méthode optique. Technique.

Emil Abderhalden. — Die optische Methode und ihre Verwendung bei biologischen Fragestellungen. *Handbuch der biochemischen Arbeitsmethoden*, 5, 1911, P. 575.

— Die Anwendung der « optischen Methode » auf dem Gebiete der Immunitætsforschung. *Med. Klinik. Jahrg*, 1909, No 41.

— Die Anwendung der optischen Methode auf dem Gebiete der Physiologie und Pathologie. *Zentralbl. f. Physiol.*, XXIII, No 25.

Les ferments de défense après introduction d'albumines étrangères et de peptones

Emil Abderhalden und Ludwig Pincussohn. — Uber den Gehalt des Kaninchen und Hundeplasmas an peptolytischen Fermenten unter versichiedenen Bedigungen, 1. *Zeitschr. f. physiol. chem.*, 61, 1909. P. 200.

Emil Abderhalden und Wolfgang Weichardt. — Uber den Gehalt der Kaninchenserums an peptolytischen Fermenten unter verschiedenen Bedingungen. II. (Suite). *Zeitschr. f. physiol. chem.*, 62, 1909. P. 120.

Emil Abberhalden und Ludwig Pincussohn. — Uber den Gehalt des Hundeblutserums an peptolytischen Fermenten un-

ter verschiedenen Bedingungen. III. (Suite). *Zeitschr.*
f. physiol. chem., 62, 1909. P. 243.

Emil Abderhalden und Ludwig Pincussohn. — Serologische Studien mit Hilfe der « optischen methode ». IV. (Suite).
Zeitsch. f. physiol. chem., 64, 1910. P. 100.

Emil Abderhalden und K.-B. Immisch. — Serologische Studien
mit Hilfe der « optischen Methode ». V. (Suite).
Zeitsch. f. physiol. chem., 64, 1910. P. 423.

Emil Abderhalden und A. Israel. — Serologische Studien mit
Hilfe der « Optischen Methode » VI. (Suite). *Zeitschr.*
f. physiol. chem., 64, 1910. P. 426.

Emil Abderhalden und J.-G. Sleeswyk. — Serologische Studien
mit Hilfe der « optischen Methode ». VII. (Suite).
Zeitschr. f. physiolog. chem., 64, 1910. P. 427.

Emil Abderhalden und Ludwing Pincussohn. — Serologische Studien mit Hilfe der « optischen Methode ». IX. (Suite).
Zeitschr. f. physiol. chem., 64, 1910, P. 433.

— Serologische Studien mit Hilfe der « optischen Methode ». X. (Suite). *Zeitschr. f. physiol. f. chem.*, 66,
1910. P. 66.

— Serologische Studien mit Hilfe der « optischen Methode ». XIII. (Suite). *Zeitschr. f. physiol. chem.*, 71,
1911. P. 110.

Emil Abderhalden und F. Rathsmann. — Serologische Studien
mit Hilfe der « optischen Methode ». XIV. (Suite).
Zeitsch f. physiol. chem., 71, 1911. P. 367.

Emil Abderhalden und Benomar Schilling. — Serologische Studien mit Hilfe der « optischen Methode». XV. (Suite).
Zeitschr. f. physiol. chem., 71, 1911. P. 385.

Emil Abderhalden und Ernst Kampf. — Serologische Studien
mit Hilfe der « optischen Methode » XVI. (Suite).
Zeitschr. f. physiol. chem., 71, 1911. P. 421.

Les ferments de défense après introduction d'hydrates de carbone étrangers au sang et au corps

EMIL ABDERHALDEN UND CARL BRAHM. — Serologische Studien mit Hilfe der « optischen Methode ». VIII. (Suite). *Zeitschr. f. physiol. chem.*, 64, 1910. P. 429.

EMIL ABDERHADEN UND GEORG KAPFBERGER. — Serologische Studien mit Hilfe der « optischen Methode ». XI. (Suite). Parenterale Zufuhr von Kohlehydraten. *Zeitschr. f. physiol. chem.*, 69, 1910. P. 23.

EMIL ABDERHALDEN UND JULIUS SCHMIDT. — Bestimmung der Blutmenge mit Hilfe der « optischen Methode ». *Zeitschr. f. physiol. chem.*, 66, 1910. P. 120.

EMIL ABDERHALDEN UND ARTHUR WEIL — Beobachtungen über das Drehungsvermœgen des Blutplasmas und serums verschiedener Tierarten verschiedenen Alters und Geschlechts. *Zeitschr. f. physiol. chem.*, 81, 1912. P. 233.

EMIL ABDERHALDEN UND T. KASHIWADO. — Studien über die Kerne der Thymusdrüse und Anaphylaxieversuche mit Kernsubstanzen. *Zeitschr. f. physiolog. chem.*, 81, 1912. P. 285.

EMIL ABDERHALDEN. — Weitere Studien über Anaphylaxie. *Zeitschr. f. physiol. chem.*, 82, 1912. P. 109.

Les ferments de défense après introduction de graisses

EMIL ABDERHALDEN UND PETER RONA. — Studien über das Fettspaltungsvermœgen des Blutes und serums des Hundes unter verschiedennen Bedingungen. *Zeitsch. f. physiol. chem.*, 75, 1911. P. 30.

EMIL ABDERHALDEN UND ANO ED. LAMPÉ. — Weitere und das Plasmas unters verschiedenartigen Bedingungen. *Zeitsch. f. physiol. chem.*, 78, 1912. P. 396.

**Les ferments de défense après introduction de corps
étrangers au sang mais faisant partie de l'organisme**

Emil Abderhalden, R. Freund und Ludwig Pincussohn. — Serologische Untersuchungen mit Hilfe der « optischen Me.
thode » wæhrend der Schwangerschaft und speziell bei
Eklampsie. *Praktische Ergebnisse der Geburtschiffe
und Gynækologie*, II. Jahrg. II. Abt. 1910. P. 367.

Emil Abderhalden und Miki Kiutsi. — Biologische Untersuchungen über Schwangerschaft. Die Diagagnose der Schwangerschaft mittels der « optischen Methode » und dem
Dialysierverfahren. *Zeitsch. f. physiol. chem.*, 77,
1912. P. 249.

Considération sur l'immunité
et spécialement sur l'anaphylaxie

Ch. Richet. — L'Anaphylaxie. Paris, 1912 (avec Bibliographie).

E. Friedberger et ses collaborateurs. — Nombreux travaux sur
l'anaphylaxie dans: *Zeitschr. f. Immunitætsforschung
und expérimentelle Medizin.*

E. Friedberger. — Die Anaphylaxie mit besonderer Berucksich
tigung ihrer Bedeutung für Infektion und Immunitæt :
Deutsche med. Wochenschr. 1911. No II.

—   Die Anaphylaxie, Fortschritte der Deutsch. Klinik. 2,
1911. P. 619.

—   Uber das Wesen und die Bedentung der Anaphylaxie.
Münchener med. Wochenschr. 1910. No 50 et 51.

Ernst Moro. — Expérimentelle und klinische Uberempfindlich.
keit (Anaphylaxie) J. F. Bergmann, Wiesbaden. 1910.

Hermann Pfeiffer. — Das Problem der Eiweisanaphylaxie. Gustav Fischer, Jéna, 1910.

Clemens von Pirquet. — Allergie, Julius Springer, Berlin, 1910.

Robert Kœssle. — Fortschritte der Cytotoxinforschung. J.-
F. Bergmann, Viesbaden, 1910.

WOLFGANG WEICHARDT. — Jahresbericht über die Ergebnisse der Immunitätsforschung. Bibliographie.

ALFRED SCHITTENHELM. — Uber Anaphylaxie von Standpunkt der pathologischen Pysiologie und der Klinik, *Jahresbericht über die Ergebnisse der Immunitætforschung*, 1910. Ferdinand Enke. Stuttgart.

EDGAR ZUNZ. — A propos de l'Anaphylaxie. Bruxelles, 1911.

ERNST HEILNER. — Uber die Wirkung grosser Mengen artfremden Blutserums im Tierkœrper nach Zufuhr per os und subkutan, *Zeitsch. f. Biol.*, 50, 1907. P. 26.

ERNST HEILNER. — Versuch eines indirekten Fermentnachweises (durch Alkoholzufuhr); Zugleich ein Beitrag zur Frage der Uberempfindlichkeit, *Münchner med Wochenschr.* 1908. Nº 49.

— Uber das Schicksal des subkutan eingeführten Rohrzuckers im Tierkœrper und seine Wirkung auf Eiweiss- und Fettstoffwechsel. *Zeitschr. f. Biol.*, 61. 1911. P. 75.

— Uber die Wirkung künstlich erzeugter physikalischer (osmotischer). Vorgænge im Tierkœrper auf dem Gesamtstoffumsatz mit Berücksichtigung der Frage von der « Uberempfindlichkeit » *Zeitschr. f. Biol.*, 1908. P. 476.

HERTLE UND HERMANN PFEIFFER. — Uber Anaphylaxie gegen Artgleiches blutfremdes Eiweis. *Zeitschr f. Immunitætsforchung und exper. Therap.*, 10, 1911. P. 541.

TH HEYNEMANM. — Eine « Reaktion » in serum Schwangerer, Kreissender und Wœchnerinnen. *Arch. f. Gynæk*, 90. 1910. Fascicule. 2.

G. KAPSENBERG. — Studien über immunitæt und Zellzerfall. *Zeitschrf. Immunitæsflorschung*. 12, 1912. P. 477.

KORNEL VON KOROESY. — Uber parenterale Eiweisszufuhr. *Zeitsch. f. physiol. chem.*, 62, 1909. P. 76. 69. 1909. P. 313.

L. LOMMEL. — Uber die Zersetzung parenteral eingeführten Eiweisses in Tierkœrper, Verhandl. des Kongresses für innere Medizin. 24. 1907. P. 290, *und Arch. f. exper. Path. u. Pharm.*, 58. 1908. P. 50.

Leonor Michaelis und Peter Rona. — Untersuchungen über dem parenteralem Eïweisstoffwechsel. *Pflügers. Arch. für die gesamte Physiologie*, 71, 1908. P. 163 ; 73 1908. P. 406; 74, 1908. P. 578.

Carl Oppenheimer. — Uber das Schicksal der mit Umgehung der Darmkanals eingeführten Eiweisstoffe im Tierkœrpen. *Hofmeisters Beitræge*, 4, 1903. P. 263.

H. Pfeiffer und S. Mita. — Experimentelle Beitræge zur Kenntnis der Eiweiss-Antieiweissreaktion. *Zeitchsr. f. Immunitætsforschung und exper. Therap.*, 6, 1910. P. 18.

Hermann Pfeiffer und A. Javisch. — Zur Kenntnis der Eiweisszerfallstoxikosen. *Zeitschr. f. Immunitætsforschung und exper. Therap.*, 16, 1912. P. 38.

H. Pfeiffer. — Neue Gesichtspunkte zum Nachweis von Eiweiszerfallstoxikosen. *Mitteil. des Vereims der Arzte in Steiermark.* N° 8, 1912.

Giacomo Pighini. — Uber die Bestimmung der enzymatischen Wirkung der Nuclease mittel « optischer Methode ». *Zeitschr. f. physiol. chem.*, 70, 1910-1911. P. 85.

Gottlieb Salus. — Versuche über Serumgiftigkeit und Anaphylaxie. *Med. Klinik. Jahrg.*, 1909. N° 14.

Heinrich Schlecht. — Uber experimentelle Eosinophylie nach parenteraler Zufuhr artfremden Eiweisses und über die Beziehungen der Eosinophylie zur Anaphylaxie. Habilitationsschrift. F. C. W. Vogel, Leipzig, 1912.

Volfgang Weichardt. — Uber Syncytiolysine. Hygien. Rundschau, 1903. N° 10. Voir aussi Münchner med. Wochenschr., 1901. N° 52, et *Deutsche med. Wochenschr.*, 1902. N° 35.

Wolfgang Weichardt. — Studien über das Wachstum und den Stoftwechsel von Typhus-und Colibacillus und über die Tætigkeit ihrer Fermente. *Zentralbl. f. die gesamte Physiol. und Path. des Stoffwechsels.* N. F. Jahrg., 5 1910. P. 131.

E. Weinland. — Uber das Auftreten von Invertin im Blut. *Zeitschr. f. Biol.*, 47, 1907. P. 279.

Bruno Bloch und Rudolf Massini. — Studien über Immunitæt und Uberempfindlichkeit bei Hyphomyzetenerkrankungen. *Zeitschr. f. Hygiene*, 63, 1909. P. 68.

Gustav von Bunge. — Der Kali, Natron-und Chlorgehalt der Milch, verglichen mit dem anderer Nahrungsmittel und des Gesamtorganismus der Sœugetiere. *Zeitschr. f. Biol.*, 10, 1874. P. 295 et 323.

— Lehrbuch der Physiologie des Menschen, 2, 1901. P. 103.

W. Cramer. — On the assimilation of protein introduced parenteraly. *Journ. of. physiol.*, 37, 1908. P. 146.

P. Esch. — Uber Harn-und Serumtoxizitæt bei Eklampsie *Münchener med. Wochenschr*, 59, 1912. P. 461.

Emil Fischer. — Bedeutung der Stereochemie für die Physiologie. *Zeitschr. f. physiol. chem.*, 26, 1898-1899. P. 60.

Rupert Franz. — Uber das Verhalten der Harntoxizitæt in de Schwangerschaft, Geburt und im Wochenbett. *Arch. f. Gynækol.*, 96, 1911, Fascicule 2.

U. Friedmann und S. Isaac. — Uber Eiweissimmunitæt und Eiweisstoffwechsel. *Zeitschr. f. exper. Path. u. Therap.*, 1, 1905. P. 513, 3, 1906. P. 209 et 4, 1907. P. 830.

G. B. Gruber. — Peptolytische stoffe und Immunstoffe im Blut. *Zeitschr. f. Immunitætsforschung und exper. Therap.*, 7, 1910. P. 762.

Travaux sur la réaction d'Abderhalden parus depuis 1912

Emil Abderhalden. — Diagnose der schwangerschaft mit Hilfe der optischen Methode und der Dialysierverfahrens. *Münchener med Wochenschr.*, 1912, N° 24.

— Weiterer Beitrag zur Diagnose der Schwangerschaft mittels der optischen Methode un des Dialysierverfahrens. *Münchener med Wochenschr.*, 1912. N° 36.

EMIL ABDERHALDEN. — Weiterer Beitrag zur biolog. Feststellung der Schwangerschaft. *Zeitschr. f. physiol. chem.*, 81, 1912. P. 90.

— Die Diagnose der Schwangerschaft mittels der optischen Methode un des Dialysierverfahrens. *Berliner tierærztl. Wochenschr.*, 1912. N° 25.

— Nachtrag Zu : Weiterer Beitrag zur biologischen Feststellung der Schwangerschaft. München er med Wochenschr., 40, 1912 und *Berliner tieræztl. Wochenschr.*, 1912. N° 42.

EMIL ABDERHALDEN UND ARTHUR WEIL. — Uber die Diagnose der Schwangerschaft bei Tieren mittels der optischen Methode und des Dialysierverfahrens. *Berliner tierærztl. Wochenschr.*, 1912, n° 36.

EMIL ABDERHALDEN. — Die optische Methode und das Dialysierverfahren als Methoden zum Studium von Abwehrmassregeln des tierischen Organismus. Die Diagnose der Schwangerschaft bei Mensch und Tier Mittels der genannten Methoden. Handb. der biochemischen Arbeits methoden. 6. 1912. P. 223.

— Die Serodiagnostik der Schwangerschaft. *Deutsch. med. Wochenschr.*, 1912, n° 46.

— Ausblicke über die Verwertbarkeit der Ergebnisse neuerer forschungen auf dem Gebiete des Zellstoffwechsels zur Lœsung von Fragestellungen auf dem Gebiete der Pathologie des Nervensystems. *Deutsch. med. Wochenschr.*, 1912, n° 88.

EMIL ABDERHALDEN. — Der Nachweis blutfremder Stoffe mittels des Dialysierverfahrens und der optischen Methode und die Verwendung dieser Methoden mit den ihnen zugrunde liegenden Auschaungen auf dem Gebiete der Pathologie. *Beitræge zur Klink. der Infektionskrankheiten und zur Immunitætsforschung*, 1. 1913. Fascicule 2. P. 243.

— Zur Frage der Spezifizitæt der Schutzfermente. *Münchener med. Wochenschr.*, 1913, n° 9.

EMIL ABDERHALDEN. — Uber eine mit dem Polarisations apparat combinierte elekrischheizbare Vorrichtung zur Ablesung und Beobachtung des Drehungsvermœgens bei Konstanter Temperatur. *Zeitschr. f. physiol. chem.*, 84, 1913. P.300.

EMIL ABDERHALDEN UND ARNO LAMPÉ. — Uber den Einfluss der Emüdung auf den Gehalt des Blutserums an dialysierbaren, mit triketohydrindenhydrat reagierenden Verbindungen. *Zeitschr. f. physiol. chem.*, 85. 1913. P. 136.

EMIL ABDERHALDEN UND HUMBERT SCHMIDT. — Einige Beobachtungen und Versuche mit Triketohydrindenhydrat (Ruhemann). *Zeitschr. f. physiol. chem.*, 85. 1913. P. 143.

EMIL ABDERHALDEN. — Die Diagnose der Schwangerschaft mittels des Dialysierverfahrens und der optischen Methode. *Monatsschrift. f. Geburtshilfe u. Gynækologie*, 38. 1913. P. 24.

EMIL ABDERHALDEN UND PETER ANDRYEWSKY. — Uber die Verwendbarkeit der optischen Methode und des Dialysierverfahrens bei Infektionskrankheiten. Untersuchungen über Tuberkulose bei Rindern. *Münchener med. Wochenschr.*, 29. Juli 1913, n° 30. P. 1641.

EMIL ABDERHALDEN UND ARTHUR WEIL. — Beitrag zur Kenntnis der Fehlerquellen des Dialysierverfahrens bei serologischen Untersuchungen. Uber den Einflus des Blutgehaltes der Organe. *Münchener med. Wochenschr.*, 1913. P. 1703.

EMIL ABDERHALDEN UND ANDOR FODOR. — Uber Abwehrfermente im Blutserum schwangerer und von Wœchnerinnen, die auf Milchzucher eingestellt sind. *Münchener med. Wochenschr.*, 1913, n° 34. P. 1880.

EMIL ABDERHALDEN UND ERWIN SCHIFF. — Weiterer Beitrag zur Kenntnis der Spezifïtæt der Abwehrfermente. Das Verhalten des Blutserums schwangerer Kaninchen gegenüber verschiedenen organen. *Münchener med. Wochenschr.*, 1913. P. 1923.

EMIL ABDERHALDEN UND ANDOR FODOR. — Studien über die Spezifitæt der Zellfermente mittels der optischen Methode. *Zeitschr. f. physiol. chem.*, 87. 1913. P. 220.

EMIL ABDERHALDEN UND ERWIN SCHIFF. — Studien über die Spezifitæt der Zellfermente mittels der optischen Methode. *Zeitschr. f. physiol. chem.*, 87. 1913. P. 231.

— Versuche über die Geschwindigkeit des Auftretens von Abwchrfermenten nach wiederholter Einführung des plasmafremden Substrates. *Zeitschr. f.physiol. chem.*, 87, 1913. P. 225.

EMIL ABDERHALDEN. — Gedanken über den spezifischen Bau der Zellen der einzelnen organe und ein neues biologisches Gesetz. *Münchener medizin. Wochensch.*, 60, 1913. P. 2386.

— Zur Frage uber des Einfluss den Blut gehaltes der substrate auf das Ergebniss der Prüfung aüf spezifisch eingestellte Abwehr fermente mittels des Dialysierverfahrens. *Münch.*, 16 décembre 1913.

— Blutgehalt der Substrate bei Prüfung des Dialysiererfahrens. *Münch. med. Woch.*, n° 50, 1913.

— Verwertbarkeit des Dialysierverfahrens bei klinischen und biologischen Fragestellungen. *Münch. med. Woch.*, n° 5, 3 février 1914.

— Die Bedeutung und die Herkunft der sog. Abwerfermente. *Deutch. med. Woch.*, n° 6, 5 février 1914.

— Weitere Beobachtungen über die spezifische Wirkung der sogenannten Abwhrfermente. *Münch.mediz. Woch.*, n° 8, 24 février 1914.

LE LORIER. — *Semaine Médicale*, 1913, P. 357.

FIEUX ET DAUTIN. — *Semaine Médicale*, 1912, P. 261.

ERICH FRANK UND FRITZ HEIMANN. — Die Biologische schwangerschaftsdiagnose nach Abderhalden und ihre klinische Bedeutung. *Berliner Klin. Wochenschr.*, 1912. N° 36.

FRANZ (R.) UND JARISCH (A.). — Beitræge zur Kenntnis der serologischen schwangerschaftsdiagnostik. *Wiener Klin. Wochenschr.* 1912. N° 39.

Veit (J.).— Bewertung und Verwertung der Serodiagnostik der Schwangerschaft. *Zeitsch f. Geburtshilfe u. Gynækologie*, 72, 1912, P. 463.

Fauser (A.). — Einige Untersuchungsergebnisse und klinische Ausblicke auf Grund der Abderhaldenschen Anschauungen und Methodik. *Deutsche med. Wolchenschr.* 1912. P. 52.

Henkel (M.). — Zur biologischen Diagnose der Schwangerschaft *Archiv. f. Gynæk.*, 99, 1912, P. 1.

Lindig (P.). — Uber Serumfermentwirkungen bei Schwangerem u. Tumorkranken. *Münchener med. Wochenschr.*, 1913, N° 6. Voir aussi E. Abderhalden: 1913. N° 8.

Fauser (A.). — Weitere Untersuchungen (3° liste) auf Grund des Abderhaldenschen Dialysierverfahrens. *Deutsche med. Wochenschr.*, 1913, N° 7.

Bruno Stange. — Zur Eklampsiefrage. *Zentralbl.f.Gynæk.*, 137, 1913.

Hans Falk. — Das Dialysierverfahren nach Abderhalden, eine Methode zur Diagnose der Frühmilchendseins der Kühe. *Berliner tieværztl. Wochenschr.*, 1913, N° 8.

Ernst Engelhorn. — Zur biologischen Diagnose der Schwangerschaft. *Munchener med. Wockenschr.*, 1913, N° 11.

Fritz Heimann. — Die Serodiagnostik der Schwangerschaft. Die Naturwissenschaften, 1, 1913, P. 283.

Henry Schwarz. — Aberdhaldens serodiagnosis of pregnancy and its practical application. *Interstate med.journ.*, 20, 1913. P. 195.

Carlo Ferrari. — Ricerche sulla diagnosi della gravidanza col metodo polariscopo e col metodo della dialisi. *Liguria medica.*, 7. 1913, N° 5-6.

Hans Schlimpert und James Hendry. — Erfahrungen mit der Abderhaldenschen Schwangerschaftsreaktion (Dialysierverfahren und Ninhydrinreaktion). *Munchner med. Wochenschr.*, 1913, N° 13.

Fauser (A.). — Zur Frage des Vorhandenseins spezifischer Schutzfermente im Serum von Geisteskranken. *Munchener med. Wochenschr.*, 1913. N° 11.

CAIFAMI (P.). — Sulla Seradiagnosi della gravidanza col metodo della dialisi secondo Abderhalden. *Bolletina della R. Acad. med. di Roma*, 39, 1911. N° 3-4.

CESARE DECIO. — Prime ricerche sull'applicazione della reazione di Abderhalden nel campo ostetrico *Annali di Ostetricia e Ginecologia*, 1913.

JULIUS BAUER. — Uber Organabbauende Fermente im Serum bei endemischem Kropf. *WienerKlin. Wochenschr.*, 26, 1913. N° 16.

EMIL EPSTEIN. — Die Abderhaldensche serumprobe auf Karzinom. *Wiener Klin. Wochenchr.*, 26. 1913. N° 17.

RUDOLF EKLER. — Erfahrungen mit der biologischen Diagnose der Schwangerschaft nach Abderdhalden *Wiener Klin. Wochenschr.*, 26, 1913. N° 18.

REINES. — Bericht über Versuche bei Sklerodermie. *Wiener Klin. Wochenschr.*, 26, 1913. N° 18. P. 729.

PALTAUF. — Untersuchung eines Falles von Chorionepitheliom. *Wiener Klin. Wochenschr.*, 26, 1913. N° 18. P. 729.

OTTO W. LEDERER. — Bericht über Serodiagnose der Schwangerschaft. *Wiener Klin. Wochenschr.*, 26, 1913. N° 18. P. 728.

ERNST FREUND. — Uber die Serodiagnose des Karzinoms. *Wiener Klin. Wochenschr.*, 26, 1913. N° 18, P. 730.

FRITZ HEIMANNN. — Zur Bewertung der Abderhaldeuschen Schwangerschaftsreaktion. *Müchener med. Wochenschr.*, 1913. N° 17.

N. MARCUS. — Untersuchungen über die Verwertbarkeit der Abderhadenschen Fermentreaktion bei Schwangerschaft. und Karzinom. *Berliner Klin. Wochenschr.*, 1913. N° 17.

JOHANNES FISCHER. — Gibt es spezifische, mit dem Abderhaldenschen Dialysierverfahren nachweisbare Schutzfermente im Blutserum Geisterkranker. *Sitzungsberichte u. Abhandlungen der Naturforschunden. Gesellschaft von Rostock.*, 5, 3 mai 1913.

Cesare Decio. — Untersuchungen über die Anwendung der Abderhaldenschen Reaktion auf dem Gebiete der Geburtshilfe. *Gynæk. Rundschau.*, 1913.

Carcy Pratt and Mc Cord. — The employment of protective enzymes of the blood as a means extracorporeal diagnosis, Serodiagnosis of pregnancy. *Surg. Gynec. and Obstetr.*, 16, 1913. N° 4. P. 418.

Williams and Pearce. — Abderhaldens Biological Test for pregnancy. *Surg. Gynec. and Obstetr.*, 16, 1913. N° 4. P. 411.

Henry Schwarz. — The practical application of Abderhaldens biological test of pregnancy. *The interstate med. journ.*, 20, 1913.

Richard Freund und Carl Brahm. — Die schwangerschaftsdiagnose mittels der optischen Methode und des Dialysier-verfahrens. *Münchener med. Wochenschr.*, 1913. N° 13. P. 685.

Bruno Stange. — Zur biologischen Diagnose der schwangerschaft. *Müncher med. Wolchenschr.*, 1913. N° 20. P. 1084.

Eirich Frank und Fritz Heimann. — Uber Erfahrungen mit der Abderhaldenschen Fermenteraktion beim kazinom. *Berliner Klin Wolchenschr.*, 1913. N° 14.

Behne. — Ergibt das Dialysiervarfahren von Abderhalden eine spezifi›che Shwangerschaftsreaktion ? *Zentralbl. für Gynækologie*, 1913. N° 17.

Th. Petri. — Uber das Auftreten von Fermenten im Tier-und Menschenkörper nach parenteraler Zufuhr von art-und individuumeigenem Serum. *Münchener med. Wochens-chr.*, 1913. P. 1137.

C.-A. Hegner. — Zur Anwendung des Dialysierverfahrens nach Abderhalden in der Augenheilkunde. *Münchener med. Wochenschr.*, 1913. P. 1138.

W. Rübsamen. — Zur biologischen Diagnose der Schwangerschaft mittels der optischen Methode und des Dialysier-verfahrens. *Münchener med. Wochenschr.*, 1913. P. 1139.

WEGENER. — Serodiagnostik nach Abderhalden in der Psychiatrie. *Münchener med. Wochenschr.*, 1913. P. 1197.

ERWIN SCHIFF. — Ist das Dialysierverfahren Abderhaldens differentialdiagnostich verwerstbar? *Münchener med. Wochenschr.*, 1913. P. 1197.

VICTOR L. KING. — Uber trockenes Plazentapulver und seine Anwendung bei dem Abderhaldenschen Dialysierverfahren bezüglich der Diagnose der Schwangerschaft. *Münchener med. Wochenschr.*, 1913. P. 1198.

W. JONAS. — Beitræge zur klinischen Verwertbarkeit der Abderhaldenschen Schwangerschaftsreaktion (Dialysierverfahren). *Deutsche med. Wochenschr.*, 1913. P. 1099.

FRANZESCO MACCABRUNI. — Uber die Verwendbarkeit der Abdenhaldenschen Reaktion bei der serumdiagnose der Schwangerschaft. *Münchener med. Wochenschr.*, 1913. P. 1259.

FAUSER. — Pathologisch-serologische Befunde bei Geisteskranken auf Grund der Abderhaldenschen Auschauungen und Methodik Psychiatr. *Neurol. Wochenschr.*, 31 mai 1913.

ARNO, ED. LAMPÉ UND PAPAZOLU. — Serologische Untersuchungen mit Hilfe des Abderhaldenschen Dialysierverfahrens bei Gesunden. *Münchener med. Wolchenschr.*, 1913.

BERNARD ASCHNER. — Untersuchungen uber die Serumfermentreaktion nach Abderhalden. *Berliner Klin. Wochenschr.*, 1913.

ARNO ED. LAMPÉ UND PAPAZOLU. — Serologische Untersuchungen mit Ililfe des Abderhaldenschen Dialysierverfahrens bei Gesunden und Kranken Studien uber die Spezifizitæt der Abwehrfermente. Untersuchungen bei Morbus Basedowi Nephritis und Diabetes melitus. *Münchener med. Wochenschr.*, 1913.

GEBB. — Die Untersuchungesmethoden nach Abderhalden in der Augenheilkunde. *Bericht über die 39. Versammlung der ophthalmol. Gesellschaft zu Heidelberg*, 1913.

Von Hippel. — Uber sympathische Ophtalmie und juvenilen
Katarakt (Das Abderhaldensche Dialysierverfahren bei
diesen beiden Erkrankungen, sowie bei Keratitis pa-
renchymatosa). *Bericht über die 39. Vessammlung der
Ophthalmol. Gesellsch. In Heidelberg.*

Ludwig Pincussohn. — Untersuchungen uber die fermentativen
Eigenschaften des Blutes. *Biochemische Zeitschrift.*
51.1913. P. 107.

K. Jaworski und Z. Szymanowski. — Beitrag zur Serodiagnostik
der Schwangerschaft. *Wiener Klin. Wochenschr.*
N° 23. 1913.

Lichtenstein. — Zur Serumreaktion nach Abderhalden. *Münchener med. Wochenschr.,* 1913.

Sigmund Gottschalk : Zur Abderhaldenschen Schwangerschaftsreaktion. *Berlin. Klin. Wochenschr.,* 23 juin 1913. P.
1151.

Hermann Ludke. — Diagnostic précoce du carcinome moyen au
moyen du procédé de dialysation d'après E. Abderhalden. *Gazette des Hôpitaux,* N° 65, 10 juin 1913.
P. 1064.

Evler. — *Beiträge zu Abderhaldens Serodiagnostik. medizin
Klinik.,* 29 juin 1913, N° 26 et 27. P. 1043. Voir aussi
Emil Abderhalden, 1913. N° 29. P. 1171.

Arthur Leroy. — Essai sur le mécanisme probable de la crise
dans l'épilepsie et dans l'asthme. *Paris médical,* 22 mai
1913. P. 70.

Erpicum. — *Bulletin de l'Académie Royale médicale de Belgi-
que,* IVᵉ série, t. XXVIII, 28 juin 1913.

H. Miessner. — Die Anwendung des Dialysierverfahrens nach
Abderhalden zur Diagnose der Trœchtigkeit und von
Infektionskrankheiten. *Deutsche tieræztl. Wochenschr,*
1913. N° 26.

Diskussion avec Hegner. — « Uber das Dialysierverfahren in der
Augenheilkunde » von Binswanger et Ahrens. *Münchener med. Wochenschr.,* 1913. N° 27. P. 1518.

Parsamoor (O.). — Die biologische Diagnostik der Schwangerschaft nach Abderhalden. *Zentralblatt f. Gynækologie*,
1913. N° 25.

Arno Ed. Lampé. — Basedowsche Krankheit und Genitale Untersuchungen mit Hilfe des Abderhaldenschen Dialysierverfahrens. *Monatsschr. f. Geburtshilfe u. Gynækologie*, 38.1913.P. 45.

Veit (J.). — Die Serodiagnostik der Graviditat. *Berlin. Klin. Wochenschr.*, 1913. N° 27.

Pari (G.-A.). — Sulla sierodiagnosi della gravidanza secondo
l'Abderhalden. *Acc. Med. di Padova*, 28 févr. 1913.

— Sulla sierodiagnosi della gravidanza secondo l'Abderhalden. *Gazetta degli Ospedali e delle Cliniche*, 1913.
N° 69. P. 727.

Ernst Heilner und Th. Petri. — Uber künstlich herbeigeführte
und natürlich vorkommende Bedingungen zur Erzeu-
gung der Abderhaldenschen Reaktion und ihre Deu-
tung. *Münchener med Wochenschr.*, 1913, N° 28.
P. 1530.

Idzislaw Steising. — Uber die Natur des bei der Abderhaldenschen Reaktien wirksamen Ferments. *Münchener
Med. Wochenschr.*, 1913. N° 28. P. 1535.

Erich Frank, Félix Rosenthal und Hans Biberstein. — Experimentelle Untersuchungen über die Spezifizitæt der
proteolytischen Abwehr. (Schutz.) Fermente (Abderhalden.) *Müchener med. Wochenschr.*, 1913. N° 29.
P. 1534.

Lampé. — Gesellschaft für Geburtshilfe u. Gynækologie. Leipzig, 610. Sitzung, 1913. *Zentralbl. f. Gynæk*, 1913.
N° 30.

Karl Kolb. — Gelingt es mittels der Abderhaldenschen Fermentreaktion, den Nachweis eines persistierenden oder
hypoplastischen Thymus zu fürhen? *Münchener. Med.
Wochenschr.*, 29. Juillet, 1913. N° 30. P. 1642.

G. von Gambahoff. — Die Diagnose der bœsartigen Neubil-
dungen und der Schwangerschaft mittels der Abder-

haldenschen Methode. *Müncher med. Wochenschr.*, 29. Juillet 1913. N° 30. P. 1644.

ERNST FRAENKEL UND FRIEDRICH GUMPERTZ. — Anwendung des Dialysierverfahrens (nach Abderhalden) bei der Tuberkulose. *Deutsche med. Wochenschr.*, 14 août, 1913. P. 1585.

FRANZ BRUCK. — Uber den diagnostischen Wert der Abderhaldenschen Serumreaktion (Fermentreaktion). *Munchener. med. Wochenschr.*, 12 août, 1913. P. 1775.

M. E. GOUDSMIT. — Zur Technik des Abderhaldenschen Dialysierverfahrens. *Münchener med. Wochenschr.*, 1913, P. 1775.

HANS SCHLIMPERT UND ERNST ISSEL. — Die Abderhaldensche Reation mit Tierplazenta und mit Tierserun. *Münchener med. Worchenschr.*, 1913. P. 1759.

JULIUS BAUER. — Uber den Nachweis organabbauender Fermente im Serum mittels des Abderhaldenschen Dialysierverfahrens. *Wiener Klin. Wochenschr.*, 1913. N° 27.

ALEX PAPAZOLU. — Sur la production des substances biurétiques dans les centres nerveux malades (épilepsie, démence précoce, paralysie générale) et dans le corps thyroïde (goitre), le thymus et l'ovaire des Basedowiens, par le sérum des individus atteints de ces mêmes maladies *C. r. de la soc. de Biol.*, 74, 3 janvier 1913. P. 302.

G. MARINESC⟩ ET M⁰⁰ ALEX. PAPAZOLU. — Sur la spécificité des ferments présents dans le sang des Parkinsoniens. *C. r. de la soc. de Biol.*, 74, 29 mai 1913. P. 1419.

HEINRICH NEUE. — Uber die Anwendung des Abderhaldenschen Dialysierverfahrens in der Psychiatrie. *Monatschr. f. Psychiatrie u. Neurologie*, 31, 1913. P. 95.

AHRENS. — Uber Abderhaldenreaktion bei Nervenerkrankungen, *Müchener med. Wochenschr.*, 1913. P. 1857.

MICHEL BOLAFFIO. — Contributo alla diagnosi di gravidanza col metodo ottico di Abderhalten. *Patologica*, 5, 1913, N° 111. P. 352.

CHARLES-C.-W. INDD. — Th. serum diagnosis of pregnancy. *Bull. of the Americ. med assoc.*, 60. 1913. N° 25. P. 1917.

FRITZ HEIMANN. — Die Abderhaldensche schwangerschaftsreaktion. *Berliner Klin. Wolchenschr.*, 1913. P. 1.

LURRIE (R.-G.). — Reaction d'Abderhalden. *Russkji Wratsch.*
12. 1913. P. 697.

DAUNAY ET ECALLE. — De l'examen du sérum de la femme enceinte et de la femme non enceinte, par la méthode de
dialyse d'E. Abderhalden. *C. r. hebd. des séances de
la Soc. de Biol.*, 74. 1913. P. 1190.

BAR. — A propos de la réaction d'Abderhalden. *Société d'obstétrique et de gynécologie de Paris*, juillet 1913.

POLANO. — Zur biologischen schwangerschaftsdiagnose. *Monatsschr. f. Geburtsh. u. Gynæk.*, 37. 1913. P. 857.

PETRI. — Uber die Spezifizitæt der gegen Plazenta gerichteten
Schutzfermente des Schwangerenserums. *Monatsschr.
f. Geburtsh. u. Gynæk*, 37, 1913, P. 859.

JOHANNA LEVY. — Zum Nachweis der Schwangerschaft durch
das Dialysierverfahren nach Abderhalden. *Der Fraue-
narzt*, 28, 15, Juillet, 1913. Fasc. 7.

URSTEIN (M.). — Die Bedeutung der Abderhaldenschen Dialy-
sieverfahrens für die Psychiatrie und das korrelative
Verhæltnis von Geschlechtsdrüsen zu anderen organem mit innerer Sekretion. *Wiener Klin. Wochenschr.*,
26, 1913, N° 53, P. 1325.

MAYER (A.). — Uber das Abderhaldensche Dialysierverfahren
und seine Klinische Bedeutung. *Münchener med. Wochenschr.*, 1913, P. 1972.

— Uber die Klinische Bedeutung der Abderhaldenschen
Dialysierverfahrens. *Zbl. f. Gynæk.*, 1913, N° 32.

G. PLOTKIN. — Zur frage von der Organspezifitæt der Schwangers-
chaftsfermente gegenüber Plazenta. *Münchener med.
Wochenschr.*, 1913. P. 1942.

C.-F. JELLINGHAUS UND J.-K. LOSEE. — The sero-diagnosis of
pregnancy by the dialysation method. Based on the exa-
mination of serum from five hundred and sixty-three
different individual. *Bull. of the lying in hosp. of the
city of New-York*, 9, 1913. P. 68.

M.-J. BREITMANN. — Uber die Diagnose der Leberkrankheiten mit Hilfe der Methode von Prof. Abderhalden, mit spezieller Berüksichtigung der Selbstændigkeit der beiden Leberlappen. *Zbl. f. innere Medizin.*, 31, 1913, n° 34.

B.-TH. KABANOW. — Beziehungen der Magen-Darmaffektionen zu der perniziœsen Anœmie nach dem Dialysierverfahren von Prof. E. Abderhalden. *Zbl. f. innere Medizin.*, 34. 1913, n° 34.

N. KAFKA. — Uber den Nachweis von Abwchrfermenten im Blutserum vornehmlich Geisteskranker durch das Dialysierverfahren nach Abderhalden. *Zeitschr. f. d. gesamte Neurologie und Psychiatrie*, 18, 1913. P. 341.

F. DEUTSCH UND R. KOEHLER. — Serologische Untersuchungen mittels der Dialysierverfatirens nach Abderhalden. *Wiener Klin. Wochenschr.* 1913, n° 34.

A. FAUSER. — Die Serologie in der Psychiatrie. *Münchener med. Wochenschr.*, n° 36, P. 1984.

JACOB GUTMANN UND SAMUEL J. DRUSKIN. — Experiences with the Abderhalden test in the diagnosis of pregnancy. *Medicale Rcord.*, 84. P. 99, juillet, 1913.

A. FAUSER. — Pathologisch serologische Befunde bei Geisteskranken auf Grund der Abderhaldenschen Anschauungen und methodik. *Allgem. Zeitscha. f. Psychiatrie Medizin*, 70, 1913. P. 719.

WILHELM MAYER. — Die Bedeutung der Abderhaldenschen Serodiagnostik für die Psychiatrie. *Münchner med. Wochenschr.*, 1913. N° 37. P. 2011.

P. JOEDICKE. — Zum Nachweis von organabbauenden Fermenten im Blute von Mongolen, *Wiener Klin. Rundschau*. 1913. N° 38.

CARLO FERRARI. — Sulla specificità dei peptoni placentari nella diagnosi della gravidanza col método polarimetrico. *Patol.* 5. 1913. P. 449.

ARNO E. LAMPÉ. — Untersuchungen mit Hilfe des Abderhaldenchen Dialysierverfahrens bei Langentuberkulose. *Deutsche med. Wochenschr.* 1913. N° 37.

J.-B. Porchownick. — Die Serodiagnostik der Schwangerschaft. *Zbl. f. Gynæk.* 37. 1913. P. 1226.

Ernst Fraenkel. — Uber Spezifitæt und Wesen der Abdehraldens-
chen Abwchrfermente. *Wiener Klin.Rundschau,* 1913.
N° 38.

C.-F. Ball. — A new Sero-Diagnostic Test for Pregnancy (Abderhalden's). Vermont. *Medical Monthly.* Août. 1913.

Fritz Heimann. — Die Abderhaldensche Schwangerschaftsreaktion. *Berliner Klinik.* Fasc., 301. Juillet 1913.

Arno Ed. Lampé und Robert Fuchs. — Serologische Untersuchungen mit Hilfe der Abderhaldenschen Dialysierverfahrens bei Gesunden und Kranken. Studien uber die
Spezifitæt der Abwehrfermente. (Suite). Weitere Untersuchungen bei Schilddrüsenerkrankungen ; Morbus
Basedowii, Basedowoid, Myxœdem, endemische
Struma. *Münchener med. Wochenschr.,* 1913. N° 38
et 39. P. 2112, et 2117.

B. Th. Kabanow. — Uber die Diagnose der Magendarmaffektion
mit Hilfe des Abderhaldenschen Dialysierverfahrens.
Münchener med. Wochenschr., 1913. P. 2164.

H. Deutsch. — Erfahrungen mit dem Abderhaldenschen Dialysierverfahrens. *Wiener Klin. Wochenschr.,* 1913.
N° 38.

Adolf Fuchs. — Tierexperimentelle. Untersuchungen über die
Organspezifitæt der proteolytischen Abwehrfermente
(Abderhalden). *Münchener med. Wochenschr.,* 1913.
N° 40. P. 2230.

P. Schæfer. — Der Abderhaldensche Fermentnachweis im Serum von Schwangeren. *Berliner Klin. Wochenshr.,*
1913. N° 35.

Tschudnowsky. — Zur Frage über den Nachweis der Abwerfermente mittels der optischen Methode und des Dialysierverfahrens nach Abderhalden im Blutserum bei
Schwangerschaft und gynækologischen Erkrankungen. *Münchener med. Wochenschr.,* 1913. N° 41. P.
2282.

M. Rubinstein et A. Julien. — Examen des sérums des chevaux atteints d'ascaridiose par la méthode d'Abderhalden. *C. r. des séances de la Soc. de biol.*, 75, 26 juillet 1913. P. 180.

Schattke. — Die Anwendung des Abderhaldenschen Dialysierverfahrens zur Diagnose der Træchtigkeit bei Tieren. *Zeischrift f. Veterinærkunde mit besonderer Berücksichtigung der Hygiene*, 25, 1913. P. 425.

C. Judd. — The technic of Abderhaiden's pregnancy reaction. *The Am. J. of the med. sc.*, septembre 1913, page 391.

M. Zalla. — I methodi sierodiagnostici di Abderhalden. *Rivista di Patol. nervose e mentale*, 18, 1913. Fasc. 9.

F. Ebeler und R. Loennberg. — Zur serologischen schwangerschaftsreaktion nach Abderhalden. *Berliner Klin. Wochenschr.*, 1913. N° 41.

Otto Binswanger. — Die Abderhaldensche Seroreaktion bei Epileptikern. *Münchener med. Wochenschr.*, 60, 1913. N° 42.

E.-V. Hippel. — Zur Ætiologie des Keratokonus (Untersuchungen mit dem Abderhaldenschen Dialysierverfahdens) *Klinische Monatsblætter für Augenheilkunde*, 51, 1913. P. 273.

Anton Sunde. — Die Abderhaldensche serologische Reaktion der Schwangerschaft. *Norsk Magaz. for Laegewidenchaben*, 74, 1913. P. 1234.

Paolos Ar. Petridis. — Ferments protecteurs de l'organisme animal. Diagnostic biochimique de la grossesse par la réaction d'Abderhalden. Procédé du dialyseur. *Progrès méd.*, 44, 1913. P. 451.

Jacob Gutman et Samuel O. Druskin. — Expériences with the Abderhalden test in the diagnosis of pregnancy. *Medical record*, 84, 1913. P. 99.

Hussels. — Uber die Anwendung des Abderhaldenschen Dialysierverfahrens in der Psychiatrie. *Psychiatrie neurologische Wochenschrift*, 15, 1913. P. 320.

Jamison Chaillé and J.-C. Cole. — The sero-diagnosis of pregnancy, New Orléans med. and surg. J. 66, 1913. P. 188.

F. Jessen. — Uber untersuchungen mit dem Abderhaldenschen Dialysierverfahrens bei Tuberkulösen. *Medizin. Klinik.*, 9, 1913. P. 1760.

Naumann. — Experimentelle Beitræge zum Schwangerchafts-nachweis mittels des Dialysierverfahrens nach Abderhalden. *Deutsche medizin. Wochenschr.*, 39, 1913. P. 2086.

Kasimir Jaworski. — Klinische Bemerkungen betreffend die Abderhaldensche Reaktion. *Deutsche med. Wochenschr.*, 1913. P. 582.

Rudolf Bundschuh et Has Römer. — Uber das Abderhaldensche Dialysierverfahrens in der Psychiatrie. *Deutsche med. Wochenschr.*, 1913. N. 42.

Edmund Waldstein und Rudolf Ekler. — Der Nachweis resorbierten Spermas im weiblichen organismus. *Wiener Klin. Wochenschr.*, 26, 1913. N° 42.

A. Leroy. — De la pathogénie du psoriasis. *Paris-Médical,* 11 octobre 1913.

Kobanoff. — Der Abderhaldenschen Reaktion als diagnostisches Hilfsmittel bei Erkrankungen innerer organe. *Aerztliche Vereine in Moskau,* octobre 1913.

R. Labusquière. — Le diagnostic physiologique de la grossesse d'après la méthode d'Abderhalden. *Annales de gynécologie et d'obstétrique,* novembre 1913.

Fiessinger. — *Bulletin médical,* 12 novembre 1913.

Leger Brockmann. — The diagnostic value of Abderhalden's method in carcinoma. *The Lancet,* 15 novembre 1913.

Ecalle. — *Société d'Obstétrique de Paris,* 18 novembre 1913.

P. Hussy. — Wert der Abderhaldenschen Schwangerschaftsdiagnose. *Mediz. gesellschaft. Basel,* 6, V. 20, XI, 1913.

A. Scherer. — *Berliner,* 14 nov. 1913.

Théobald. — *Berlin. med. Woch.,* 24 novembre 1913.

R. Hertz et H. Brockmann. — Uber das Workommen der das Lebergewebe spoltenden Fermente bei Leberkranken. *Wiener med. Woch.,* 4 décembre 1913.

B. Sabin. — De la réaction d'Abderhalden dans le diagnostic de la grossesse. *Presse Médicale*, 13 décembre 1913.

A. Léry. — La réaction d'Abderhalden chez les épileptiques. *Soc. de Biol.*, 26 décembre 1913.

R. S. Krim (Petersburg). — Serodiagnostik nach Abderhalden bei Tuberkulose. *Russk. Wratsch*, n° 43, 1913.

C. Fried (München). — Serodiagnostik der malignen geschwülste. *Münch. med. Woch.*, n° 50, 1913.

A.-E. Lampé. — Technik der Bereitung der organe das Abderhaldensche Dialysierverfahren. *Münch. med. Woch.*, n° 51, 1913.

Hans Œller und R. Stephan. — Technische newerungen zur Dialysier méthode. *Deutsch. med. Woch.*, n° 52, 1913.

W. Mayer. — Spezifitæt der Abderhaldenschen Abwehrfermente. *Munch. med. Woch.*, n° 52, 1913.

Hans Guggenheimer. — Uber Enzymwirkung fœrdernde « auxoautolytische » Stoffe im Blutserum von Kranken und Schwangeren. *Deuts. med. Woch.*, 8 janvier 1914.

Mayer. — Uber das Abderhaldensche Dialysierverfahren. *Munch. med. Woch.*, n° 2, 13 janvier 1914.

E. Wegener. — Weitere Untersuchungsergebnisse mittels des Abderhaldenschen Dialysierverhfarens. *Munch. med. Woch.*, n° 1, 6 janvier 1914.

H. Œller und R. Stephan. — Klinische Studien mit dem Dialysierverfahren nach Abderhalden. *Munch. med. Woch.*, n° 1, 6 janvier 1914.

Eugen Weiss. — Beitrag zur Karzinomfrage. *Deutsch. med. Woch.*, 8 janvier 1914.

La réaction d'Abderhalden et le diagnostic de la grossesse (Discussion de L. Lorier, Bar, Delbet). *Société d'obstétrique et de Gynécologie de Paris*. Séance du 12 janvier 1914.

Obrégia et Pitulesco. — La séro-réaction d'Abderhalden dans la démence précoce. *Société de Biologie*. Bucarest, 10 janvier 1914.

N. Kotchneff et A. Chingrewa. — Sur la signification de la

méthode d'Abderhalden. *Réunion de Biologie*. Saint-Pétersbourg, 24 janvier 1914.

A. PHILIBERT. — Les ferments de défense d'Abderhalden envisagés au point de vue du diagnostic. *Progrès médical*, 31 janvier 1914.

ERNST FRÆNKEL. — Uber die Verwendung der Abderhalden'schen reaktion bei carcinom und tuberculose. *Berl. Klin. Woch.*, février 1914.

PLAUT. — Uber Adsorptionserscheinungen bei dem Abderhaldenschen Dialysierverfahren. *Munch. med. Woch.*, n° 85, 3 février 1914.

ALLMANN. — Zur serodiagnostik nach Abderhalden. *Deutsch. med. Woch.*, n° 6, 5 février 1914.

PAUL HIRSCH. — Tierexperimentell Untersuchungen zur Frage der Spézifizitæt der Abwerfermente. *Deutsch. med. Woch.*, n° 6, 5 janvier 1914.

OTTO LOWY. — A serum reaction as an aid in the diagnosis of cancer. *Journ. of the American med. Association*, 7 février 1914.

BABES ET PITULESCO. — La séro-réaction d'Abderhalden et le traitement anti-rabique. *Société de Biologie*. Bucarest, 7 février 1914.

OBRÉGIA ET PITULESCO. — La séro-réaction d'Abderhalden dans la paralysie générale, l'épilepsie, les psychoses périodiques. *Société de Biologie*. Bucarest, 7 février 1914.

LOUIS-M. WARFIELD. — Presence of dialysable Products reacting to Abderhalden's Ninhydrin in the urine of Pregnant women. *Journ. of the American med. Association*, 7 février 1914.

PIORKOWSKI. — Zur Sicherung der carcinom diagnose *Berlin. Klin. Woch.*, 9 février 1914.

A. FUSCHS UND A. FREUND. — Uber den Nachweis protéolytischer Abwehrfermente im Serum geiteskranker durch das Abderhaldensche Dialysierverfahren. *Munch. Med. Woch.*, n° 6, 10 février 1914.

L. MICHAELIS UND L. LAGERMARCK. — Die Abderhaldensche

Swangerschaftsdiagnose. *Deutsche med. Woch.*, n° 7, 12 février 1914.

MAX KASTAN. — Psychosen, Abbau-und Ferment-spaltungsvorgænge. *Deutsch. med. Woch.*, n° 7, 12 février 1914.

J.-W. BALLANTINE. — The nature of Pregnancy. *British. med. Journal*, 14 février 1914.

H. de WAELE. — Zur Technik des Abderhaldenschen Dialysierverfahrens. *Munch. med. Woch.*, n° 7, 17 février 1914.

CLARENCE. — Abderhalden Serodiagnosis of cancer. *The journal of the americ. med. association*, 21 février 1914.

ERNST VOELKEL. — Zur serodiagnostik von Infections krankheiten mit Hilfe des Abderhaldenschen Dialysierverfahrens. *Munch. med. Woch.*, n° 7, 17 février 1914.

HUGO SINGER. — Uber die Spezifitæt des Abderhaldenschen Dialysierverfahrens. *Munch. med. Woch.*, n° 7, 17 février 1914.

JEAN BENECH. — Essai de la séro-réaction d'Abderhalden dans le cancer. *Réunion biologique* (Nancy) 17 février 1914.

FUSCHS ET FREUND. — Présence de ferments protéolytiques protecteurs dans le sérum des aliénés par le procédé de dialyse d'Abderhalden. *Munch. med. Woch.*, 19 février 1914.

S. DEJUST. — Technique de la réaction d'Abderhalden. *Progrès Médical*, 21 février 1914.

UBRICH FRIEDEMANN UND ALEXANDRA SCHŒNFELD. Zur theorie der Abderhalden'schen Reaktion. *Berlin Klin. Woch.*, 23 février 1914.

H. ŒLLER ET R. STEPHANS. — Notizen über die Verwertbarkeit des dialysierverf. bei den Kaninchenschen und serologischen Fragestellungen. *Munch. med. Woch.*, n° 8, 24 février 1914.

H. KÆMMERER, M. CLAUSZ, K. DIETERICH. — Uber das Abderhaldensche Dialysierverfahren. *Munch. med. Woch.*, n° 9, 3 mars 1914.

11

FLATOW. — Ueber die Abderhaldensche Swangerschaftsdiagnose. *Munch. med. Woch.*, n° 9, 3 mars 1914.

H. DEBTJEN UND E. FRÆNKEL. — Untersuchung über die Ninhydrinréaktion des Glukosamins und über die Fehlerquellen bei der Ausführung von Abderhaldens dralysierverfahren. *Munch. med. Woch.*, n° 9, 3 mars 1914.

A. E. LAMPÉ. — Serologische Untersuchungen mit Hilfe des Abderhaldenschen Dialysierverfahrens bei gesunden und Kranken. Studien über die Spézìficitæt der Abwehrfermente. *Munch. med. Woch.*, n° 9, 5 mars 1914.

BEARD. — The serum reaction of pregnancy and of the cancer. *British. med. Journal*, 7 mars 1914.

JAMES YOUNG. — The nature of pregnancy. *British. med. Journ.*, 14 mars 1914.

B. SABIN. — *Biologica*, mars 1914.

S. DEJUST. — *Société de Biol.*, 21 mars 1914.

AB. LABEÉ ET P. PÉTRIDIS. — Le diagnostic biologique de la grossesse. *Journ. de méd. de Paris*, 4 avril 1914.

A. FAUSER. — Pathologisch-serologische Befunde bei geiteskranken auf grund der Abderhaldenschen Anschauungen und methoden. *Zeitschrift für Psychiatrie*, n° 70, 1913.

A. FEKETE ET F. GAL. — Der Nachweis bakterienfeindlicher Schutzfermente mit Hilfe der Abderhaldens'chen Dialysierméthode. *Mschr. f. geburtsh*, janvier 1914.

OBRÉGIA ET PITULESCO. — La réaction d'Abderhalden dans la Pellagre. *Soc. de Biol.*, 20 décembre 1913.

DISCUSSION : Pincussohn, Guggenheimer, Orth, Piorkowsky. *Soc. de méd. Berlin*, 14 et 21 janvier 1914.

A. LEROY. — A propos de la réaction d'Abderhalden dans la scarlatine. *Paris Médical*, 21 février 1914.

L. PINCUSSOHN. — Blutfermente des gesunden und Kranken Organismus. L. Pincussohn. *Deut. med. Woch.*, n° 9, 26 février 1914.

S. REINES. — Versuche mit dem Abderhald. Dialysierv. *W. m. W.*, n° 10, 1914.

O. Binswanger. — Die Abderhaldensche Dialysier-methode in der Psychiatrie. *Mediz. Klin.*, n° 10, 8 mars 1914.

Bornstein et Jacobsthal. — Aertzlicher Verein zu Hamburg, (10 mars 1914). *Berlin. Klin. Woch.*, p. 767, 1914.

G.-M. Fasiani. — Ueber die Abderhaldensche Ferment reaktiom bei Karzinom *Wiener Klin. Woch*, n° 11, 1914.

E. Manoiloff. — Untersuchungen mit dem Abderhaldenschen Dialysierverfahren bei Helminthiasis. *Wiener Klin. Woch.*, n° 11, 12 mars 1914.

Zweifel. — Umfrage bedeutung der Abderhaldenschen Untersuchungsmethode für die Geburtshilfe und Gynækologie. *Mediz. Klin.*, n° 11, 15 mars 1914.

Flatow. — Ueber die Abderhaldensche Schwangerschaftsdiagnose. *Munch. med. Woch.*, n° 11, 17 mars 1914.

H. OElleb et R. Stephan. — Klinische Studien mit dem Dialysierverfahren nach Abderhalden (*suite*). *Munch. med. Woch.*, n° 11, 17 mars 1914.

Swart et Terwen. — Notiz zur Technick der Serumreaktion nach Abderhalden. *Munch. med. Woch.*, n° 11, 17 mars 1914.

E. Frænkel. — Weitere Untersuchungen mit der Abderhaldenschen Reaktion bei Karzinom und tuberculose. *Deut. med. Woch.*, 19 mars 1914.

B. Holmes. — The Abderhalden reaction in psychiatry. *New-York med. Journ.*, 21 mars 1914.

Kafka. — Ueber den Nachweiss von Abwerfermente in Urin. *Mediz. Klin.*, 22 mars 1914.

Hussy et Kistler. — Der Diagnostische Wert der Schwangerschaftsdiagnose nach Abderhalden, *Kor. bl. f. Schweiz Ae.*, n° 1, 1914. (Voir *Berl. Klin. Woch.*, 23 mars).

W. Mayer. — Zur serodiagnostik der Epilepsie. *Munch. med. Woch.*, n° 13, 31 mars 1914.

E. Engelhorn et H. Wintz. — Ueber eine neue Hautreaktion in der Swangerschaft. *Munch. med. Woch.*, n° 13, 31 mars 1914.

E. Abderhalden et L. Grigorescu. — Biologische Prufung der Ergebnisse des Dialysierverfahrens. *Munch. med. Woch.*, n° 14, 7 avril 1914.

E. Abderhalden et A. Fodor. — Weitere Untersuchungen uber das Auftreten blutfremder proteolytischer Fermente im Blute Schwangerer. Untersuchung des Dialysates mittels Ninhydrin und gleichzeitiger Feststellung seines Stickstoffgehaltes mittels Mikroanalyse. *Munch. med. Woch.*, n° 14, 7 avril 1914.

E. Schiff. — Ueber die Verwertbarkeit der Abderhaldenschen Reaktion in der Diagnose der Swangerschaft. *Munch. med. Woch.*, n° 14, 7 avril 1914.

Kakfa. — Die Abderhaldensche Dialysiermethode in Psychiatrie. *Mediz. Klin.*, 12 avril 1912.

H. Deetzen et E. Fraenkel. — Der Einfluss der Konzentration der Substanzen auf die Ninhydrinreaktion. *Munch. med. Woch.*, n° 15, 14 avril 1914.

R. Stephan. — Die Natur der sogenannten Abwehrfermente. *Munch. med. Woch.*, n° 15, 14 avril 1914.

E. Abderhalden, H. Holle et H. Strauss. — Ueber den Nachweiss der Wirkung proteolytischer Fermente des serums mittels Entweissungsverfahren und Feststellung der Zunahme der mit Ninhydrin reagierenden. Stoffe resp. des Stickstoffgehaltes des Filtrates des abgeschiedenen Eiweisses (1re partie). *Munch. med. Woch.*, n° 15, 14 avril 1914.

E. Abderhalden et M. Paquin. — Ueber den Nachweis der Wirkung proteolytischer Fermente des serums mittels Enteiweissungsverfahren und Feststellung der zunahme der mit Ninhydrin reagierenden Stoffe resp. des Stickstoffgehaltes des Filtrates des abgeschiedenen Eiweisses (2e partie). *Munch. med. Woch.*, 14 avril 1914.

G. Berneaud. — Die AR. bei Erkrankungen der Uvea. *Klin. Mbl. f. Aughlk.* (Mars-avril 1914).

K. Berner. — Ueber Absorptionserscheinungen bei dem Abderhaldenschen Dialysierverfahren. *Munch. med. Woch.*, n° 15, 14 avril 1914.

E. Abderhalden. — Der gegenwærtige Stand der Erforschung der Abwehrfermente. *Mediz. Klin.*, 19 avril 1914.

E. Abderhalden. — Der Nachweiss der blutfremden Fermente mittels gefærbter Substrate. *Munch. med. Woch.*, 21 avril 1914.

E. Abderhalden et F. Wildermuth. — Die Verwendung der Vordialyse bei der Fahndung auf Abwehrfermente unter Anwendung des Dialysierverfahrens. *Munch. med. Woch.*, n° 16, 21 avril 1914.

F. Rosenthal et H. Biberstein. — Experimentelle Untersuchungen über die Spezifitæt der proteolytischen Serumfermente. *Munch. med. Woch.*, n° 16, 21 avril 1914.

A. Lampe et M. Paregger. — Zur Organfrage bei der Anstellung der Abderhaldenschen Reaktion. *Mediz. Klin.*, 26 avril 1914.

Lange. — Erfahrungen mit dem Abderhaldenschen *D. Berl. Klin. Wo.*, 27 avril 1914.

E. Abderhalden et G. Ewald. — Enthælt das Serum von Kaninchen, denen ihr eigenes Blutserum resp. solches der eigenen Art intravenös zugeführt wird, proteolytische Fermente, die vor der Einspritzung nicht vorhanden waren ? *Munch. med. Woch.*, n° 17, 28 avril 1914.

XXXIᵉ Congrès allemand de médecine int. Wiesbaden, 20, 23 avril 1914. Voir *Semaine médicale*, 13 mai 1914.

Parhon (C.-J.) et Parhon (Mlle Marie). — Participation de la thyroïde, du thymus, et des parathyroïdes au syndrome myasthénique. *Soc. de Biol.*, 25 avril 1914.

de Wæle. — Die Abderhalden R. steht in Beziedung mit der antitrombischen Phase. *Zschr. f. Immun. Forsch.* B. 21, n°ˢ 1-5, 1914.

de Wæle. — Interprétation de la réaction d'Abderhalden *Soc. de Biol.*, 25 avril 1914.

Hinselmann. — Untersuchungen uber das Proteolyt. peptolytische Vermögen des Serums bei Schwangerschaft albuminurie. *Zbl. f. Gyn.*, n° 7, 1914.

Sörensen. — Enzymstudien. *Bioch. Zschr.* Bd. 7.

S. Kjaergaard (Copenhague). — Zurfrage der Abd. bei Graviditat und Menstruation. *Zbl. fur Gynæk.*, n° 7, 1914.

J. Schottlænder. — Zur theorie der Abderhaldenschen Swangerschaft reaktion, sowie Anmerkung über die innere Sekretion des weiblichen genitales. *Zentralblatt fur gynæk.*, n° 12, 1914.

F. Primsar-Leibach. — Beitrag zur Abderhaldenschen Swangerschaftsreaktion. *Zenträbh. fur Gynäk.*, n° 12, 1914,

Heimann et Fritsh. — Zur f. Diagnose des Carcinoms... (XLIII° Congrès de la Soc. Allem. de chirurgie), avril 1914. Voir : *Semaine médicale*, 29 avril 1914.

XLIII° Congrès de la Société Allemande de chirurgie, avril 1914. Voir : *Semaine médicale*, 29 avril 1914.

Zange. — Ueber die Verwertung des Abderhald. Dial. bei intracraniellen Komplikationen entzundlicher Ohr und Nasen erkrankungen. *Arch. f. Ohrhlkd.* B. 93, H 3 et 4, 1914. Voir *Berl. Klin. Woch.*, 27 avril 1914.

Paul Saxl. — Zur Kenntis der protéolytischen Enzyme in Serum Gesunder und Kranker. *Berlin. Klin. Woch*, n° 18, 1914.

N. Fiessinger. — Les Ferments de défense du sang en pathol. humaine. *Journal des Praticiens*, 11-18 avril 1914.

— *Société de Biologie*, avril 1914.

E. Friedberger et G. Goretti. — Wirkt arteigenes Eiweiss in gleichem Sinne « blutfremd » wie artfremdes ? *Berl. Klin. Woch.*, n° 17, 27 avril 1914.

U. Friedmann et F. Schönfeld. — Zur théorie der Anaphylaxie und Abderhaldenschen Reaktion. *Berlin. microb. gesells.*, 24 février 1914. Voir *Berl. Klin. Woch.*, n° 17, 27 avril 1914.

F. Freymuth. — Ein Beitrag zur Frage der Klinischen Verwertbarkeit des Abderhaldenschen Dialysierverfahrens, *Munch. med. Woch.*, n° 17, 28 avril 1914.

S. Lichtenstein et Dr. Hage. — Ueber den Nachweiss von spezifischen Fermenten mit Hilfe des Dialysierverfahrens. *Munch. med. Woch.*, n° 17, 28 avril 1914.

A.-E. Lampé et G. Stroomann. — Ueber den Einfluss des Blutgehaltes der Substrate auf den Ausfall der Abderhaldenschen Reaktion. Beitrag zur Prüfung der Ferment-
bildung bei Gesunden und Kranken. *Deut. med.
Woch.*, n° 13, 1914.

Lampe et Fuchs. — Ueber das Verhalten des Blutserums Gesunder und Kranker gegenuber Placentaeiweiss. *Deutch.
med. Woch.*, n° 15, 1914.

S. Loeb. — Arhweiler. Die Abderhaldensche Fermentreaktion
und ihre Bedeutung fur die Psychiatrie. (*Mschr. f.
Psyc.*, avril 1914). Analysé dans *Berl. Klin. Woch.*,
4 mai 1914.

Meyer-Betz. — Klinische und experimentelle Erfahrungen mit
der AR. (*Ver. f. Wiss. zu Heidelberg*). Voir *Berl.
Klin. Woch.*, 4 mai 1914.

Kastan. — Therapie und Genese der Psychose unter dem Ein-
drucke der Abd. Anschauungen. (*Ver. f. Wiss. zu
Heidelberg.*) Voir *Berl. Klin. Woch.*, 4 mai 1914.

L. Brieger et Schwalm. — Ueber den Nachweiss von Fermenten und Antifermenten auf Farbplatten. *Berlin. Klin.
Woch.*, n° 18, 4 mai 1914.

C. Lange. — Untersuchungen über das Abderhaldensche Dialysierverfahren. *Berlin. Klin. Woch.*, n° 17, 1914.

J. Gwerder und O. Melikjanz. — Das Abderhaldensche Dialysierverfahren bei Lungentuberkulose. *Munch. med.
Woch.*, n° 18, 5 mai 1914.

W. Griesbach. — Zur quantitativen Ausführung der Abderhaldenschen Schwangerschaftsreaktion mittels der Sticks-
toffbestimmung im Dialysate. *Munch. med. Woch.*,
n° 18, 5 mai 1914.

Fetzer. — Uber Wesen und Bedeutung der Abderhald. R...
in der Geburtshilfe und Gynækologie. *Ver. f. Wiss.
Heilk zu Königsberg* (26 janvier 1914). *Berl. Klin.
Woch.*, 4 mai 1914.

A. Leri. — La Réaction d'Abderhalden en Pathologie. La technique. *Paris-Médical*, 9 mai 1914.

S. DEJUST-DEFIOL. — Contribution à l'étude de la Réaction d'Abderhalden. *Thèse de Paris*, mai 1914.

WOLFF ET FRANK. — Ueber das Abderhaldensche Dialysierverfahren bei Lungentuberkulose. *Berl. Klin. Woch*, 11 mai 1914.

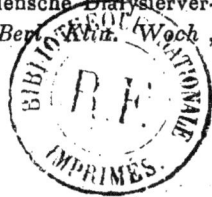

INDEX ALPHABÉTIQUE

Les numéros placés à la suite des noms indiquent les pages de la Bibliographie où se trouvent les références des auteurs cités.

TABLE DES MATIÈRES

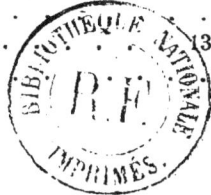

Vigot Frères

Éditeurs

✿

MANUELS
de
MÉDECINE PRATIQUE

PARIS

23, PLACE DE L'ÉCOLE-DE-MÉDECINE

VIGOT FRÈRES, Éditeurs, 23, place de l'École-de-Médecine, PARIS

DIAGNOSTIC ET TRAITEMENT

DES

MALADIES DU NEZ

Par le Dᵣ J. GAREL

MÉDECIN DES HOPITAUX DE LYON

TROISIÈME ÉDITION

Un vol. in-8 écu avec 145 fig. et 4 pl., cartonné, **7 francs.**

Ce livre n'a pas la prétention d'être un traité didactique complet. C'est plutôt un manuel essentiellement pratique de diagnostic, de traitement et de médecine opératoire. Il s'adresse à quiconque veut avoir une teinture générale succincte de la spécialité rhinologique et de ses méthodes. Les progrès accomplis dans ces dix dernières années ont permis à l'auteur de donner dans cette *troisième édition* un exposé plus complet de la rhinologie, soit au point de vue du diagnostic, soit au point de vue thérapeutique.

Aussi M. Garel a été bien inspiré d'insister sur la pathologie générale et de montrer souvent l'influence des diathèses et des affections organiques sur les maladies du nez que l'on croit par trop locales.

S'il n'a pas fait dans son livre une part plus belle aux grandes méthodes chirurgicales, il n'a pourtant pas la prétention de les bannir et il tient à répéter que les grandes opérations ne doivent être que la dernière ressource à employer : « Il est dangereux, dit-il, pour un rhinologiste d'avoir le bistouri facile, car il oubliera bientôt qu'il a à sa disposition nombre de procédés simples et ingénieux, procédés réclamant un peu de patience de la part de l'opérateur et donnant au malade le maximum de sécurité. Restons donc dans les limites plus étroites de notre domaine, souvenons-nous que nous sommes surtout médecins et que nombre d'affections spéciales relèvent d'un état général qu'il suffira parfois de combattre pour obtenir la guérison.

En résumé, cet excellent livre n'est l'œuvre ni d'un médecin, ni d'un chirurgien, c'est celle d'un spécialiste, c'est-à-dire de celui qui puise indistinctement dans la médecine souvent, et dans la chirurgie quelquefois, les éléments d'une action thérapeutique qui, si elle ne devait être toujours que résolument chirurgicale, ferait de la rhinologie une branche de **la chirurgie et non pas** la spécialité qu'elle doit rester.

Envoi franco contre mandat postal.

TRAITÉ PRATIQUE
D'ÉLECTRICITÉ MÉDICALE

ÉLECTROTHÉRAPIE, RADIOTHÉRAPIE, RADIUMTHÉRAPIE

Par le Dr J. LARAT

CHEF DU SERVICE D'ÉLECTROTHÉRAPIE DE LA CLINIQUE DES MALADIES INFANTILES
(HOPITAL DES ENFANTS MALADES)

TROISIÈME ÉDITION

Un vol. in-8 écu cartonné, avec 194 fig . . . . **10 fr.**

Cette nouvelle édition du *Traité pratique d'Electricité médicale* est entièrement remaniée et mise au courant de la technique actuelle.

La partie physique a été condensée pour laisser plus de place à ce qui concerne les rayons X et le radium.

L'électro-physiologie est traitée avec soin et fait une part judicieuse aux nouvelles données concernant l'ionisation, les rayons X, le radium, etc.

Le chapitre « Electro-diagnostic » est exposé d'une façon originale. Grâce à l'ingénieuse application pratique des procédés graphiques d'enregistrement de la contraction musculaire, imaginés par l'auteur, il nous donne des figures qui rendent saisissantes les modifications pathologiques de l'excitabilité chez l'homme ; ce qui présente un intérêt tout particulier dans l'électro-diagnostic des accidents du travail.

Dans l'électro-clinique, M. Larat nous fait connaître les résultats de sa longue expérience et décrit les procédés qui lui sont personnels tels que l'ionisation hypodermique, les courants longtemps prolongés, etc.

Enfin, les résultats thérapeutiques acquis dans le domaine des divers rayonnements sont mis en lumière, tout en faisant les réserves nécessaires pour les procédés encore à l'étude et qui n'ont pas encore acquis droit de cité dans un livre destiné au praticien.

Le *Traité pratique d'Electricité médicale* de Larat constitue un livre d'expérience et de progrès.

Envoi franco contre mandat postal.

VIGOT FRÈRES, Éditeurs, 23, place de l'École-de-Médecine, PARIS

granulations vitales des hématies, méthode d'Abderhalden, examen histologique et chimique de la salive et des crachats, mesure de la motricité et de la sécrétion gastrique, cytologie gastrique, dosage des graines fécales, analyse des calculs ; pour les urines des additions nombreuses et la description des procédés du dosage ou de recherche *des sels urinaires, du soufre, des substances azotées, de l'indoxyle, de l'intoxication acide,* etc.

Mais ces additions ne diminuent en rien la clarté de l'ouvrage: autant et plus encore que sous sa première forme, il reste le livre indispensable aux Cliniciens qui ne font pas par eux-mêmes des recherches de laboratoire et à ceux qui débutent dans ces recherches.

Son but essentiel reste toujours de mettre à la portée de ceux qui ne sont pas encore initiés aux travaux de laboratoire tous les procédés d'une application courante, facile et sûre pour le diagnostic.

L'auteur s'est efforcé de décrire dans un texte aussi clair que possible, accompagné de très nombreuses figures dont la plupart en couleurs, soit les techniques délicates (ponction lombaire, étalement du sang, ensemencement d'un produit suspect, analyses chimiques, etc.), soit l'aspect macroscopique et surtout microscopique des éléments qui sont décrits (parasites, microbes, cellules, etc.).

L'ouvrage se divise en onze parties, comprenant : 1° L'organi**sation d'un laboratoire** (*ce qu'il faut avoir ; ce qu'il faut savoir*). 2° **Les notions de bactériologie et de parasitologie applicables à la clinique.** 3° **L'examen du sang.** 4° **Les épanchements pathologiques des séreuses, les liquides kystiques, la ponction lombaire et le liquide céphalo-rachidien.** 5° **Le pus ; les crachats ; les sécrétions nasales, urétrales, vaginales.** 6° **Le lait.** 7° **Les lésions buccales ; le contenu gastrique et le suc gastrique.** 8° **Les matières fécales.** 9° **Les urines.** 10° **Le diagnostic histologique des tissus pathologiques et des tumeurs** (biopsie et premières manipulations). 11° **Résumé des recherches de laboratoire applicables au diagnostic des affections médico-chirurgicales.**

On voit donc que cet ouvrage s'adresse non seulement à ceux qui veulent être guidés pour faire eux-mêmes et seuls les recherches de laboratoire, mais aussi à la grande majorité des cliniciens qui n'ont pas le temps de chercher les renseignements pratiques dans les ouvrages spéciaux. Ils y trouveront les indications nécessaires pour savoir, en présence d'un cas donné, s'il est utile de faire appel au laboratoire, pour quelle raison, sous quelle forme ils doivent le faire, et quelle est enfin l'interprétation et la valeur des renseignements qui leur seront fournis.

Envoi franco contre mandat postal.

VIGOT FRÈRES, Éditeurs, 23, place de l'École-de-Médecine, PARIS

MANUEL PRATIQUE

DE

DIAGNOSTIC BACTÉRIOLOGIQUE

ET DE

TECHNIQUE APPLIQUÉE
A LA DÉTERMINATION DES BACTÉRIES

PAR

R. Le BLAYE
Ancien interne des Hôpitaux de Paris
Professeur suppléant
Chef des travaux de bactériologie
à l'École de Médecine de Poitiers

H. GUGGENHEIM
Ancien interne
des Hôpitaux de Paris

Un volume in-8° écu cartonné. . . . . **8 fr.**

A l'heure actuelle, quand un batériologiste au cours de ses recherches isole une bactérie, il ne possède aucun guide qui lui permette une détermination facile de l'espèce à laquelle elle appartient. S'il s'agit d'une espèce commune, un spécialiste expérimenté saura la reconnaitre assez aisément; s'il s'agit d'une espèce moins fréquente, une détermination rigoureuse est presque impossible à l'heure actuelle. A plus forte raison conçoit-on l'embarras des débutants. Or les applications pratiques de la bactériologie deviennent de plus en plus nombreuses ; *elles intéressent non seulement les médecins et les vétérinaires*, mais aussi les *pharmaciens, les agronomes, les chimistes*, etc.

Le *manuel pratique de diagnostic bactériologique* sera le guide qui leur manquait. Il comble une lacune que divers traités de bactériologie laissaient subsister.

Ce livre comporte une *première partie* consacrée à la technique dans laquelle les méthodes à employer pour l'étude des bactéries sont exposées avec soin. Il importe en effet dans les recherches tendant à la détermination d'une espèce, d'adopter une technique *invariable*.

La deuxième partie, d'une conception entièrement nouvelle, permet, par la recherche méthodique des principaux caractères du microbe étudié, d'arriver aisément à la détermination de l'espèce à laquelle il appartient.

Ce livre est donc appelé à rendre aux bactériologistes les mêmes services que rendent les flores aux botanistes, et la complexité de la science des infiniment petits est devenue telle aujourd'hui, qu'un pareil guide est devenu nécessaire non seulement aux débutants, mais même aux hommes de laboratoire plus expérimentés.

Envoi franco contre mandat postal

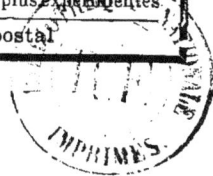

MAYENNE, IMPRIMERIE CHARLES COLIN

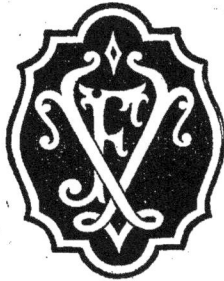

www.ingramcontent.com/pod-product-compliance
Lightning Source LLC
Chambersburg PA
CBHW060600210326
41519CB00014B/3528